当代中医外治临床丛书

呼吸系统疾病
中医特色外治 206 法

总主编 庞国明 林天东 胡世平 韩振蕴 王新春

主 编 庞国明 朱 琳 张景祖 吴启相

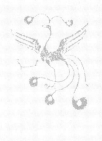

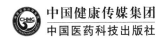

中国健康传媒集团

中国医药科技出版社

内 容 提 要

本书荟萃了呼吸系统常见病的中医外治方法。全书分为两章，第一章阐述了呼吸系统疾病外治法的基本知识；第二章讲述了 12 种呼吸系统疾病的外治法，包括药物外治法与非药物外治法。本书内容系统全面，适合从事中医、西医、中西医结合呼吸病学专业的临床医师、教师及科研工作者阅读参考。

图书在版编目（CIP）数据

呼吸系统疾病中医特色外治 206 法 / 庞国明等主编 . — 北京：中国医药科技出版社，2021.5

（当代中医外治临床丛书）

ISBN 978-7-5214-2337-2

Ⅰ . ①呼…　Ⅱ . ①庞…　Ⅲ . ①呼吸系统疾病—中医治疗法—外治法

Ⅳ . ① R259.6

中国版本图书馆 CIP 数据核字（2021）第 035654 号

美术编辑　陈君杞

版式设计　也　在

出版　**中国健康传媒集团** | 中国医药科技出版社

地址　北京市海淀区文慧园北路甲 22 号

邮编　100082

电话　发行：010-62227427　邮购：010-62236938

网址　www.cmstp.com

规格　710×1000mm $^1/_{16}$

印张　9

字数　140 千字

版次　2021 年 5 月第 1 版

印次　2024 年 1 月第 2 次印刷

印刷　三河市万龙印装有限公司

经销　全国各地新华书店

书号　ISBN 978-7-5214-2337-2

定价　**32.00 元**

获取新书信息、投稿、为图书纠错，请扫码联系我们。

《当代中医外治临床丛书》
编委会

甘洪桥	艾为民	龙新胜	平佳宜	卢　昭
叶　钊	叶乃菁	付永祥	代珍珍	朱　琳
朱　璞	朱文辉	朱恪材	朱惠征	刘　辉
刘宗敏	刘建浩	刘鹤岭	许　亦	许　强
阮志华	孙　扶	苏广兴	李　松	李　柱
李　娟	李　慧	李　淼	李义松	李方旭
李玉柱	李正斌	李亚楠	李军武	李红梅
李宏泽	李建平	李晓东	李晓辉	李鹏辉
杨玉龙	杨雪彬	吴先平	吴洪涛	宋震宇
张　平	张　芳	张　侗	张　挺	张　科
张　峰	张云瑞	张亚乐	张超云	张新响
陈　杰	陈　革	陈丹丹	陈宏灿	陈群英
武　楠	岳瑞文	金　凯	周　夏	周克飞
周丽霞	庞　鑫	庞国胜	庞勇杰	庞晓斌
郑晓东	孟　彦	孟红军	赵子云	赵庆华
赵海燕	胡　权	胡永召	胡欢欢	胡秀云
胡雪丽	南凤尾	柳国斌	柳忠全	闻海军
娄　静	姚沛雨	钱　莹	徐艳芬	高言歌
郭　辉	郭乃刚	黄　洋	黄亚丽	曹秋平
曹禄生	龚文江	章津铭	寇志雄	谢卫平
靳胜利	鲍玉晓	翟玉民	翟纪功	

编撰办公室主任　韩建涛

编撰办公室副主任　王凯锋　庞　鑫　吴洪涛

本书编委会

主　编　庞国明　朱　琳　张景祖　吴启相

副主编（按姓氏笔画排序）

王凯锋　龙新胜　刘志勇　郭丽纳

谢卫平　蔡文绍

编　委（按姓氏笔画排序）

孔丽丽　平佳宜　代珍珍　成　菲

李　淼　李　慧　李玉柱　杨雪彬

杨增祥　张亚乐　张丽媛　尚治汀

庞　鑫　庞勇杰　赵晓朦　胡赟艳

南凤尾　柳忠全　施丁莉　高言歌

郭瑛泉　韩圣宾　翟纪功

良工不废外治

——代前言

　　中医外治法是中医学重要的特色标志之一。在一定程度上讲，它既是中医疗法乃至中医学的起源，也是中医药特色的具体体现。中医外治法经历了原始社会的萌芽、先秦时期的奠基、汉唐时期的发展、宋明时期的丰富、清代的成熟以及当代的完善与发展。尤其是近年来，国家中医药管理局高度重视对中医外治法的发掘、整理与提升，并且将其作为中医医院管理及中医医院等级评审的考评指标之一，极大地推动了中医外治法在临床中的应用和推广。中医外治法与内治法殊途同归、异曲同工，不仅可助提临床疗效，而且可以补充内治法的诸多不足，故自古就有"良工不废外治"之说。因此，中医外治法越来越多地得到各级中医管理部门、各科临床一线医护人员的高度重视和青睐。

　　近年来，中医外治法的发掘、整理、临床应用研究虽然受到高度重视，但惜于这许许多多的传统与现代新研发的外治疗法散见各个期刊、著作等文献之中，不便广之，尤其是对于信息手段滞后及欠发达地区的基层医务人员来说，搜集资料更加困难，导致临床治疗手段更是受到了极大的限制。为更好地将这些疗法推广于临床各科，更好地弘扬中医特色外治疗法，在上海高品医学激光科技开发有限公司、河南裕尔嘉实业有限公司的支持与帮助下，我们组织了全国在专科专病领域对外治法有一定研究的 50 余家中医医院的 260 余位临床专家编撰了这套《当代中医外治临床丛书》。本丛书以"彰显特色、简明扼要、突出实用、助提疗效"为宗旨，每册分为概论和临床应用两大部分。其中概论部分对该专病外治法理论基础、常用外治法的作用机制、提高外治临床疗效的思路与方法以及应用外治法的注意事项五个方面进行阐述；临床应用部分以病为纲，每病通过处方、用法、适应证、注意事项、出处、综合评按六栏对药物外治法、非药物外治法进行详细介绍。尤其是综合评按一栏，在对该病所选外治法进行综合总结分析的基础上，提出应用外治法的要点、心得体会、助提疗效的建议等，乃本书的一大亮点，为读者正确选用外治方法指迷导津，指向领航。本套丛书共分为内科、外科、妇科、儿科、五官科、皮肤科、男科、骨伤科、肛肠科、康复科十大类 20 个分册，总计约 300 万字。其中，书名冠以"××法"，实一方为一法。希望本套丛书的出版能为广大中医、西医、中西医结合临床工作者提供一套实用外治疗法参考书。

由于时间仓促，书中难免有不足之处，盼广大读者予以批评指正，以利再版时修订完善！

庞国明

2021 年 3 月

编写说明

中医外治法是中医学的瑰宝，其理法并具，源远流长。如《五十二病方》《黄帝内经》《伤寒论》《太平圣惠方》《千金要方》《医宗金鉴·正骨心法要旨》对外治法都有详细的论述和补充。尤其是清代吴师机所著《理瀹骈文》，集《黄帝内经》至清代中医外治技术之大成，做了一次划时代的实践总结，提出"外治之理即内治之理"，内病外取，须分三焦论治，提出了"三部应三法"的外治体系，被后世医家学习借鉴，广泛应用于内外科疾病的治疗，并取得了很好的疗效。

为了使大家充分了解并掌握呼吸系统疾病的中医外治法，我们以"立足临床，突出实用，指导实践，提高疗效，助推科教"为宗旨，集历代医家治疗呼吸系统疾病外治法之大成，共收录了呼吸内科12种常见病的具体外治方法共206个，这些疗法具备中医"简、便、验"的优势，且具有操作简单、疗效安全可靠、副作用少等特点，希冀为广大基层中医、西医、中西医结合、护理等专业从事临床、科研、教学的工作者，以及医学院校学生，提供一本通俗、实用、科学、确切、便捷的参考书。

参加本书编写工作的同志，多系学有所得、术有所擅、经验丰富的医学专家。他们在繁重的医、教、研工作之余，通宵达旦，笔耕心锄，通力合作，把中医外治法治疗呼吸疾病方面的心得体会及近年来发表在专业杂志和书籍中的文献资料汇总献给大家。但由于水平所限，加之时间仓促，疏漏之处在所难免，恳请同仁及广大读者不吝赐教，如按图索骥小有收获，实乃作者之幸也。

编 者

2021 年 3 月

目 录

第一章

概论

第一节 呼吸病中医外治法的发展历程

中医呼吸病学是中医内科学的重要组成部分，是在中医理论指导下，主要研究人体呼吸系统的解剖、生理、病理特点，诊断辨证规律及中医治疗方法的一门学科。

中医呼吸病外治法是以突出"中医外治"为特色的治疗方法。其萌芽于先秦时期、发展于汉唐时期、创新于宋元时期、成熟于明清时期。随着医学的不断发展，中医呼吸病外治理论逐渐成熟，方法多样，应用灵活，剂型丰富，被广泛应用于呼吸系统疾病及相关疑难危重症候，因其具有疗效独特、作用迅速、取材方便、使用简便、易于学习、费用低廉、安全稳妥的特点，故备受历代医家的青睐和患者的认可。

一、先秦时期

最早记述中药外治作用的史籍，当属先秦时代的《山海经》，书中有薰草"佩之可以已疠"的记载。《周礼·天官》记载了用外敷药物治疗疮疡，曰："疡医掌肿痛、溃疡、折疡、金疡、祝药刮杀之齐（剂）。"马王堆汉墓出土的《五十二病方》是现知中国最古老的汉医方书，据考证约成书于春秋战国前期，此书所载的绝大多数为外科病方，其次为内科病方，详细载有敷贴、熏蒸、熨、药浴、涂敷、烟熏等多种方法，开创了中医外治法的先河。其中记载了许多具有发疱作用的贴敷药物，如白芥子、细辛、斑蝥、半夏等，为现今三伏贴的成分选定及配比提供了一定的理论依据。其记载有婴儿病痫方："取雷丸三颗，以猪煎膏和之。小婴儿以水半斗，大者以水一斗，三分和取一分置水中，挠以浴之。浴之道，头上始，下尽身，四肢毋濡。三日一浴三日已……病者，身热而数惊，颈脊强而腹大……以此药皆已。"发病类似现代高热惊厥，从中可以看出擦浴疗法的雏形。

《黄帝内经》是最早的中医经典著作，内容包括摄生、阴阳、藏象、经络和论治之道。书中对外治方法、外治理论进行了详细的描述，对于呼吸病中的咳嗽、发热的治疗理论和方法有详细的论述。如《素问·咳论》指出："治脏者治其俞，治腑者治其合，浮肿者治其经。"阐明了针刺不仅可以治疗咳嗽，还可根据部位和症状分别而治。《灵枢·热病》《素问·刺热》《素问·水热穴论》对于针刺治疗热病，进行了重点论述，其内容精辟而详细，特别是通过对"热病五十九刺""热病五十九俞""热病气穴"的深入分析，揭示了热病用穴的规律和特点，确立了针刺治疗发热性疾病的重要作用和地位。《灵枢·热病》载："热病而汗且出，及脉顺可汗者，取之鱼际、太渊、大都、太白，泻之则热去，补之则汗出"，体现了"泻其热而出其汗，实其阴以补其不足"的热病治疗原则。书中除应用针灸、砭石等器械进行外治以外，另载有药物外治法7种，包括涂、熨、渍、浴、熏、吹耳、取嚏等。如《素问·阴阳应象大论》云："其邪者，渍形以为汗。"《素问·刺法论》言："五疫之至……于雨水日后，三浴以药泄汗。"即用药物熏蒸、浸浴等方法，在取汗以祛其邪的同时，使药物更好地透过皮肤达到治疗目的。

从这个时期的文献可以看出，外治方药味数较少，方法简单，中医外治法已逐渐趋于多样化，其理论已经初步形成，尤其是在针刺治疗方面。其为后世外治法的发展奠定了坚实的基础。

二、汉唐时期

《史记·扁鹊仓公列传》中载有："菑川王病，召臣意诊脉，曰：'蹶上为重，头痛身热，使人烦懑。'臣意即以寒水拊其头，刺足阳明脉，左右各三所，病旋已。"即是用物理降温配合针刺治疗外感热病的实例。东汉时期张仲景的《伤寒杂病论》一书，是中医史上第一部理、法、方、药齐备的中医典籍，不仅确立了对伤寒病的"六经辨治"体系，而且对于外感及杂病也记载了多种外治法。其中《金匮要略》中载有敷脐法，以治疗中暍（中暑）患者。其言："屈草带，绕暍人脐，使三两人溺其中，令温。亦可用热泥和屈草。"这是用脐部贴敷疗法治疗发热的早期记录。《伤寒论》中记载有针刺配合中药汤剂治疗伤寒、熏蒸法发汗、药物纳肛或灌肠、嚏鼻法等外治方法。如《伤寒论》第24条载："太阳病，初服桂枝汤，反烦不解者，先刺风池、风府，却与桂枝汤则愈。"即是用针刺联合服药治疗外感发热的实例。《伤寒论》48 条载："二阳并病……若太阳病证不罢者，不可下，下之为逆，如此可小发汗，设面色缘缘正赤者，阳气怫郁在表，当解之熏之。"言明除可内服药物治疗外，还须用熏法取汗，以达到邪随汗解的目的。又如纳导法，《伤寒论》233 条记载用蜜煎做成药，插入肛门以润燥导便通下，亦可用土瓜根或大猪胆汁灌谷道，以达宣气清热、导下通便的功效，此乃灌肠退高热的雏形。又如嚏鼻法，《金匮要略·痉湿暍病脉证治》言："湿家病身疼发热……内药鼻中则愈。"后世医家多用瓜蒂散嚏鼻取嚏以宣泄上焦寒湿。这些都充分体现了仲景对外治法的辨证运用。

晋代葛洪编著的《肘后备急方》是目前发现最早的急救专著，其充分体现了中医外治"简、便、验、廉"的优势。书中记载的剂型种类颇多，除汤剂外，还有丸、膏、散、酒、栓、洗、搽、含漱、滴耳、眼膏、灌肠、熨、熏、香囊及药枕等 10 余种。如贴敷疗法，书中提道："治寒热诸证，临发时，捣大附子下筛，以苦酒和之，涂背上（大椎穴）。"还记载有涂抹及火疗，如《肘后备急方》治伤寒、时气温病方中言："治伤寒及时气温病及头痛，壮热脉大，始得一日方……又方，以真丹涂身，令遍，面向火坐，令汗出，瘥。"

南北朝时期，一些本草专著中也出现了关于中医外治法的记载。如梁代陶弘景《本草经集注》中谓："石膏，除时气头痛，身热，三焦大热，皮肤热……咽热，亦可作浴汤……又名香苏，除热，可作浴汤……景天，煎水浴小儿去烦热惊气。"可见，单味药浴除热法在当时也是比较常用的，充分体现出中医外治简、便、验、廉的优势。

唐代孙思邈的《备急千金要方》可谓是中国最早的医学百科全书，书中共载有 1200 余首外治方，运用了 50 多种外治法，对治疗外感发热，有洗、熨、膏摩等方法。如该书记载："天伤寒始得，一日在皮，当摩膏火灸之，即愈。"唐代王焘所著的《外台秘要》，最早记载了以灸法治疗肺结核。该书还收集了大量外治方，如用苦参煎汤淋浴治小儿身热等。

汉唐时期，中医外治法经过医家的不断探索，得到了很大发展，中医外治理论逐渐形成，外治方药种类增多，外治方法逐渐多样化，为后世中医外治的专科化创造了有利条件。

三、宋金元时期

宋金元时期，医学发展进入百家争鸣时期，中医外治法的发展也更加迅速，其具体治法研究不断深入，作用机制也开始逐步被探讨，外治法进入理论研究阶段，并逐渐形成学科。如《圣济总录》中指出："治外者，由外以通内，膏熨蒸浴粉之类，藉以气达者是也。"指出了外治经皮给药首以通气行气为先，认为渍浴法能"疏其汗孔，宣导外邪"，熨法则"因药之性，资火之神，由皮肤而行血脉，使郁者散，屈者伸。"金元四大家之一张子和把众多外治方药归于汗、吐、下三法，认为汗法的治疗机制在于"开玄府而逐邪气"，并把当时灸、蒸、洗等经皮给药方法均归之于汗法。其在《儒门事亲》提出刺络放血除热是汗法的医宗，也是攻邪祛病最快捷的方法。

这一时期，官方重视医书编纂，编著了《太平圣惠方》《圣济总录》《太平惠民和剂局方》等多部大型方书，详细记载了多种外治方法，治疗范围遍及临床各科。

《圣济总录》共载膏摩方 52 首，按功效分为清热药、解表药、温里药以及活血药，初步建立了辨证论治的用药特色。如书中记载："若疗伤寒以白膏摩体，手当千遍，药力乃行。"通过中药膏剂与摩法结合治疗伤寒发热，可以起到引散邪气的作用。《太平圣惠方》载蒸熨法："治伤寒三日，服药之后，不得汗，宜用蒸法。上以薪火烧地，良久，扫去火，微用水洒地，取蚕沙、桃叶、柏叶、糠、麸、麦等，皆可用之。"

对于肺痨等传染病的外治方法，这一时期的医书也有明确记载。如《圣济总录》曰："骨蒸疢癖，灸肩井二穴，若人面热带赤色者，灸之即瘥。"庄绰的《灸膏肓腧穴法》是一部灸法治疗肺痨专书，书中记载灸膏肓俞三百壮可治疗瘵疾，"灸之次日，既胸中气平"，"求得其穴而灸之，无疾不愈"，疗效显著。《扁鹊神应针灸玉龙经》中云："传尸劳病最难医，涌泉穴内莫忧疑。痰多须向丰隆泻，喘气丹田亦可施。"

四、明清时期

明代《古今医鉴》一书集前人外治法经验之大成，记载外治方法种类颇多，富有特色，疗效卓著。其所载外治法的应用结合了中医整体观思想及《内经》脏腑经络、表里互治的理论，为后世外治法的发展开辟了新途径。明代龚廷贤所著《寿世保元》一书，记载了针、灸、洗、敷、吹、脐疗等多种外治法。如治疗咽喉肿痛，用巴豆一粒，打碎，入绵絮团内塞鼻（《寿世保元·卷八·初生杂症论·喉痹、乳蛾》）。另外书中还载有将药物燃烧的烧药法，以烟雾消毒空间来消毒防疫、防治疾病等。

清代是中医药发展的成熟时期，名医辈出，大量医学专著问世，外治方法更加丰富，外治理论更加完善，外治方法在内科疾病中的应用更加广泛。

"外治之宗"吴师机《理瀹骈文》的问世标志着中医外治法理论体系的建立，是一部划时代的医学著作。该书提出了较为完整系统的外治理论，指出"外治之理，即内治之理，外治之药，亦即内治之药。所异者，法耳"。言："病之所在，各有其位，各有其名，各有其形……按其位，循其名，核其形，就病以治病，皮肤隔而毛窍通，不见脏腑恰达脏腑也。"在外治药物的选择上，指出"就中其去平淡无力之味，易以他方力厚之品"，"假猛药、生药、香药，率领群药，开结行滞，直达其所"，形成了成熟的给药理论。书中治疗发热的外治法包括取嚏、熏蒸、抹背、洗浴、热熨、贴敷、膏摩、脐疗、灯火灸、刮痧等。如该书言："头痛发热无汗而喘者，古用麻黄汤，治皮毛也……何妨用麻黄汤抹背，或抹中焦兼抹背为径捷而得力。"刺血、拔罐疗法被广泛应用于内科病证，其中刺血疗法在温病的急救及治疗方面发挥了极大的作用。如温病大家叶天士针刺委中出血治疗咽喉疼痛。赵学敏在《本草纲目拾遗》中完善了火罐疗法的适应证，其曰："治风寒头痛及眩晕、风痹、腹痛等证"可使"风寒尽出，不必服药"。

这一时期医家对于针灸治疗肺痨等呼吸道传染病，进行了详细的阐述。清代医家龚居中所著《红炉点雪》是我国第一部理论与临床紧密结合的治痨专书。书中阐述了运用"痰火灸法"治疗痨瘵，指出"凡痰火骨蒸痨瘵，梦遗盗汗传尸等症，宜灸四花六穴，膏肓二穴，肾俞二穴……但得穴真，无不验也。"书中还对于灸法的取材、取火、取穴、配伍、次序及禁忌等均做了较详细的论述，补充和发展了灸学理论。清代《针灸逢源》中载："痨瘵传尸灸四花，膏肓肺俞实堪垮，大椎穴并三椎骨，鬼眼功多用勿差。"同时也有许多医学家认识到肺痨重在预防，一旦得病，宜早灸以防传变。如《医学入门》载："虚损痨瘵，只宜早灸膏肓、四花，乃虚损未成之际"；《续名医类案》中载有罗谦甫在养血滋阴中药基础上加用艾灸膏肓和百劳穴治疗肺痨。

张璐在《张氏医通》中记载的药物外敷治疗哮喘的方法，为近现代三伏贴的药物组成奠定了方药学基础，更为后世的选穴配穴提供了理论指导，对三伏贴的临床应用具有深远影响。其指出："夏天三伏中，用白芥子涂法，往往获效"，并提出了具体的外敷方药：白芥子一两，延胡索一两，甘遂、细辛各半两，入麝香半钱，再用姜汁调服，贴敷于肺俞、膏肓、百劳等穴以治疗寒喘冷哮。

五、近现代

近代以来，中医医家充分吸收现代医学成果，进一步发展了新的中医外治方法，如用穴位注射治疗慢性阻塞性肺疾病、哮喘，用中药离子导入、中药雾化吸入治疗肺炎、慢阻肺等，进一步丰富了中医外治法。

总之，中医外治法在长期的医学实践中，逐渐发展完善，外治方药由单味药到复方药，外治方法从简单的外敷到应用多种剂型，外治应用从经验到上升到理论，逐步形成系统的中医外治理论体系。中医外治法在内外妇儿等诸多学科都发挥着作用，对于呼吸病方面，中医外治法尤其以艾灸、膏贴、熏洗、针刺、灌肠、拔罐、刮痧等方法应用较多；对于肺部发热性疾病、急慢性咳嗽、急性咽喉炎、扁桃体炎、慢性阻塞性肺疾病、哮喘等疾病的治疗，疗效肯定，越来越受到广大患者青睐。目前，许多医疗科研院所已经对相关中医外治方药、方法进行了深入的研究，使中医外治法逐步朝着高效、低毒和方便的方向发展，以更好满足现代社会医疗的需求。

第二节　呼吸系统疾病常用的中医外治法

外治是与内治相对应的一种治疗方法，中医外治法是中医临床常用的治疗方法，是在中医基础理论的指导下利用药物、针刺、手法或者声、光、电、磁等作用于患者的体表或从体外治疗疾病的一种方法，包括整体治疗、皮肤官窍黏膜治疗、经络治疗及其他治疗方法。其主要特点是在局部辨证中体现整体观思想，按疾病的规律序贯实施治疗。中医外治法的机制是借助于体表的经络腧穴接受各类刺激信息，通过经络的调节作用，调节脏腑的阴阳平衡，从而达到治疗目的。中医外治法在呼吸系统疾病治疗中占有重要地位，现将呼吸系统疾病治疗过程中涉及的中医外治法介绍如下。

一、药物外治法

1. 中药贴敷疗法

中药贴敷疗法指的是在中医基础理论指导下逐渐发展而来的一种内病外治的治疗方法。基于"春夏养阳，秋冬养阴""子午流注，适时开穴"等传统中医理论而逐渐形成的三伏贴、三九贴等已经被应用于多种呼吸系统疾病的防治，尤其是在慢性呼吸系统疾病的防治中应用最为广泛。中药贴敷疗法实现了中药和针灸疗法的有效结合。中药贴敷治疗较内服药物而言不通过胃肠道和肝脏的吸收，可以降低药物不良反应和毒性，不易产生药物依赖性和耐药性，作用比较持久，还可显著提高治疗效果。

2. 中药离子导入法

中药离子导入法是利用电流将带电胶体微粒或药物离子导入皮肤或黏膜，进入人体的局部组织或体循环，实现中药、经络穴位与离子导入的有机融合，既有中药的治疗作用，又有穴位刺激作用，同时也发挥了直流电本身扩张血管、促进局部血液循环等功效，达到消肿止痛、疏经通络、松解粘连、调和气血的作用。中药离子导入采用经皮给药方式，无静脉注射给药的风险，也无口服给药对胃肠刺激的弊端，同时避免了药物通过肝脏的首过效应。此外，中药离子导入使药物直接进入病灶，使局部药物浓度能保持较高水平，从而可保证治疗效果。

3. 穴位注射疗法

穴位注射疗法又称为水针疗法，是将水剂药物注入穴位，用以防治疾病的一种疗法。它是将针刺对经络、腧穴的反应和药物对人体的作用结合在一起综合发挥作用。

4. 中药雾化疗法

中药雾化是由古代熏蒸疗法和鼻吸疗法演变而来的一种现代治疗方法，是将中药液通过超声雾化器雾化成小分子气雾，经口鼻吸入，使药物分子通过气雾直接进入呼吸道毛细血管及肺泡，以达到治疗目的。中药雾化的优点是中药液微细颗粒直接、均匀地分布于局部呼吸道黏膜，在润湿呼吸道黏膜的基础上保护受炎症损伤的黏膜上皮细胞和纤毛，还可起到消炎、平喘、祛痰、改善肺循环等治疗目的；且不良反应少，安全性较高。

5. 中药灌肠疗法

中药灌肠疗法是以中医学"整体观"及"内病外治"为基本理论，以"肺与大肠相表里"为理论支撑。《灵枢·本输》言："肺合大肠，大肠者，传导之腑。"《灵枢·经脉》云："肺手太阴之脉，起于中焦，下络大肠，还循胃口。"肺与大肠在生理上相互为用，在病理上相互关联。大肠在肺气肃降作用下排出糟粕、出入有常，完成传导之官的作用。肺病久之则邪气循经下传大肠，影响到大肠的传导功能，即脏病及腑；大肠邪气亦可循经上传影响肺的宣发肃降，即腑病及脏。通过中药灌肠可改善咳喘痰满症状，起到良好的治疗效果。现代的药理研究也认为胃肠道内气体主要依靠肠壁血循环吸收，由肺排出。

二、非药物外治法

1. 针刺疗法

针刺是一种中医特有的治疗疾病的手段。它是一种"内病外治"的医术，是通过经络、腧穴的传导作用，以及应用一定的操作法，来治疗全身疾病的方法。在临床上按中医的诊疗方法诊断出病因，找出疾病的关键，辨别疾病的性质，确定病变属于哪一经脉、哪一脏腑，辨明它是属于表里、寒热、虚实中哪一类型，做出诊断。然后进行相应的配穴进行治疗，通经脉，调气血，使阴阳归于相对平衡，使脏腑功能趋于调和，从而达到防治疾病的目的。肺系疾病常见症状为咳痰喘哮，病变在肺，针灸的选穴以肺经为主，主要穴位有肺俞、列缺、合谷、太渊、风门、膻中、定喘、膏肓、肾俞、足三里、尺泽、丰隆、血海等，用毫针刺入相应穴位后可有效改善肺部功能进而减轻肺部症状。

2. 艾灸疗法

艾灸疗法简称"灸法"，是指以艾绒或艾炷作为主要原材料，将其点燃后对特定腧穴或病变部位进行熏熨和烧灼，通过药物的作用和温热刺激以达到温经通络、调气活血、防治疾病的一种外治方法。《黄帝内经》载："病生于脉，治之以灸"，"灸者，温暖经络，宣通气血，使逆者得顺，滞者得行。"《本草纲目》载："艾叶……灸之则透诸经而治百种病邪，起沉疴之人为康泰，其功亦大矣。"艾灸"温则消而去之"，能温补肺气，疏通肺络，峻补其本，疏其壅滞，则肺虚自实，痰瘀自除，故可用于肺气亏虚、痰瘀阻肺型肺系疾病。

3. 穴位埋线疗法

穴位埋线疗法是针灸学的一个重要分支，是传统针灸理论与西医学理论相结合并进行改良延伸的产物，是集多种方法（如针刺、放血、埋针、穴位注射等）多种效应于一体的复合性治疗方法。通过针灸将医用羊肠线埋入相应穴位区域，羊肠线作为异体蛋白通过在组织中软化、分解、吸收的过程，对穴位产生一种"长效针感"效应，可以长期刺激经络，以达

"疏其气血，令其条达"的目的，且中医认为长时间刺激腧穴，可改善局部的血液循环，增强机体的免疫功能，调整紊乱的免疫状态，从根本上提高患者的抗变态反应能力。这种刺激作用通常可持续 15 天以上，治疗作用时间的延长，很好地弥补了以往常规针灸和单纯西药治疗的缺点；且其在人体的刺激强度随时间发生变化，初期刺激强，后期刺激弱，这种刚柔相济的刺激过程，可以从整体上对脏腑进行调节，使之达到"阴平阳秘"的状态。

4. 推拿疗法

推拿疗法是运用推拿手法作用于人体特定的部位和穴位，以预防或治疗疾病的一种方法。推拿疗法对呼吸系统及肺功能的改善有明显帮助，通过推拿肺经的主要穴位，可发挥宣肺解表、止咳祛痰的作用；推拿膈俞、肺俞穴等穴位可改善肺及胸膈功能，并能改善全身的功能状态。推拿可通过推、按、揉、捏等手法促进患者身心放松，从而促进其加深呼吸，而深呼吸对增加氧的吸入和二氧化碳的排出有积极意义，这对肺功能恢复有重要作用。

5. 拔罐疗法

拔罐疗法是以罐为工具，利用罐内燃烧或热蒸、抽吸等方法排除罐内空气，使之造成负压，将罐吸附于施术部位的一种治疗方法。负压使局部毛细血管扩张，甚至破裂，使局部组织充血和皮内轻度瘀血，通过对气血运动的干扰可达到清热解毒、活血化瘀、调气和血、疏散风邪的目的。此外，拔罐疗法还通过刺激局部神经肌肉、血管以及皮下腺体，使皮肤感受器、血管感受器的反射途径传到中枢神经系统，引起一系列神经内分泌反应，通过反射机制调节人体的免疫功能，提高人体免疫力。

6. 刮痧疗法

刮痧疗法是以中医经络腧穴理论为指导，通过特制的刮痧器具和相应的手法，蘸取一定的介质，在体表进行反复刮动、摩擦，使皮肤局部出现红色粟粒状，或暗红色出血点等"出痧"变化，从而达到清热解毒、活血透痧的作用。尤其在呼吸科外感发热中应用广泛。

第三节　外治法的作用机制

中医外治法是起源最早的疾病治疗方法，可以分为广义和狭义两种。广义的外治法是指除了中药内服之外的所有治疗疾病的方法；狭义的外治法则指以中医基础理论为指导，通过相应的治疗方式将药物施用于皮肤、孔窍、经络、腧穴等部位，以发挥其疏通经络、调节气血、解毒化瘀、扶正祛邪等作用的治疗方法。

中医外治法的作用机制在中医文献中不乏记载，如《素问·至真要大论》中明确指出："内者内治，外者外治"，指出了外治法在体表疾病中的局部直接治疗作用；《圣济总录》中指出："治外者，由外以通内，膏熨蒸浴粉之类，藉以气达者是也，"指出了外治经皮给药首以通气行气为先，认为渍浴法能"疏其汗孔，宣导外邪"，熨法则"因药之性，资火之神，由皮肤而行血脉，使郁者散，屈者伸"。清代吴师机在《理瀹骈文》中提出了较为完整系统的外治理论"外治之理，即内治之理，外治之药，亦即内治之药。所异者，法耳"，阐明了内治与外治原理的一致性，是我国目前发现最早、最详细的中医外治法理论阐述。结合古人论述可分析外治法的作用机制不外乎整体作用、局部作用或间接作用、直接作用。然目前关于中医外治法的研究尚不够深入，现就其机制的古今认识研究进行整理归纳，以便于临床应用的开展、研究和推广。

一、中医外治法整体作用及机制研究

整体观是中医认识疾病的特色。中医学认为，人体体表与内在脏腑是一个不可分割的整体，在功能上有着密切的联系，十二经脉以及奇经八脉使人体脏腑、表里、内外、经络、血脉相联系，因而施治于外，即可作用于内，外治于体表可达脏腑，治在局部可通达全身。不仅外病外治可痊愈，内病外治亦有良效。

（一）传统认识

传统认为中医外治法的整体作用表现在 3 个方面：①药物通过体表皮肤、孔窍、腧穴直接吸收，进入血脉，通达周身发挥疗效；②应用药物的四气五味通过经脉而内达于脏腑，散布全身，从而发挥相应的治疗作用；③非药物外治方法如针刺、艾灸、拔罐、刮痧等作用于局部皮肤、经络、腧穴，通过局部刺激、穴位感应、经络放大效应等调节经络的气血运行，而发挥整体治疗效果。

《素问·阴阳应象大论》云："其邪者，渍形以为汗"，即用药物熏蒸、浸浴等方法，使药物更好地透过皮肤，达到取汗以祛其邪的整体治疗作用。金元时期张子和认为汗法的治疗机制在于"玄府而逐邪气"，亦指出通过皮肤吸收以发挥发汗祛邪的整体作用。清代程鹏程所撰的《急救广生集》在"虚汗门"中介绍了自汗不止，用何首乌末调敷脐中；盗汗者取五倍子末填脐中；热病发黄者，瓜蒂为末，以大豆许吹鼻中等记载。这些方法即是药物通过人体孔窍的吸收以达到整体治疗的目的，至今在临床上仍被应用。清代名医徐灵胎曾谓："用膏贴之，闭塞其气，使药性从毛孔而入其腠理，通经贯络，或提而出之，或攻而散之，较之服药尤有力，此至妙之法也。"这段记述较明确地阐述了外敷膏贴能取得疗效，是与皮肤腠理的吸收、经络气血的贯通密切相关的。吴师机在外治疾病时提出在外治药物的选择上，"就中去其平淡无力之味，易以他方厚味之品"，"假猛药、生药、香药，率领群药，开结行滞，直达其所"，说明外治法通过药物的气味经经脉气血的运行作用于周身病所的作用特点。

（二）现代研究

外治法的现代研究，主要集中在外治法中药物吸收机制的研究和外治法作用机制的研究两个方面。

1.药物吸收机制的研究

（1）经皮肤吸收：中药外治在外治法中应用最广，尤其在皮肤给药方面特色显著，包括塌渍、熏洗、膏贴外敷等不同方法。经皮给药系统是指经皮肤给药而起到全身治疗作用的控释制剂，具有超越一般给药系统的独特优点。中药外治通过经皮给药系统，经由皮肤吸收进入全身血液循环达到有效血药浓度，避免肝脏首过效应及胃肠道破坏，降低药物毒性和产生不良反应，达到内病外治、靶向治疗的目的。皮肤是影响药物经皮吸收及治疗有效性的重要因素。皮肤的结构除腺体和毛囊外，可分为四个层次：即角质层、生长表皮层、真皮层和皮下脂肪组织。此外，西医学认为，药物经皮吸收的过程包括两个时相：一是穿透相，即药物通过皮肤表面结构角质层和表皮，进入细胞外间质；二是吸收相，即药物分子通过皮肤微循环，从细胞外液迅速弥漫进入血循环。在这两个时相中，穿透角质层比较困难。角质层系无生命的角质细胞层，它是由脂质、蛋白质和非纤维蛋白等相互镶嵌成的致密膜结构。药物施用的皮肤部位影响药物的渗透特性，主要与角质层的厚度有关。一般的药物如能通过表皮，都容易从真皮吸收，因为真皮有富含血管的结缔组织，非常有利于药物的转运吸收。中药在贴敷、塌渍、熏洗、膏药外贴过程中，一方面能使局部皮肤温度升高，血管扩张，微循环加快，加之角质层的含水量增多，可膨胀为多孔状态，易于药物穿透；另一方面，外治方药中的芳香类药物，能够对表皮细胞产生刺激，造成炎性损伤，增加细胞膜的通透性，便于大分子的药物和脂溶性的药物吸收。

在皮肤给药方面，一些关于经穴位和非穴位皮肤的渗透特性研究结果表明，穴位处皮肤在药物储存、渗透吸收方面均优于非穴位处皮肤，穴位处皮肤对于药物的吸收、释放速度、药物浓度与药效的产生及长期维持起着重要作用。

此外，中药透皮促进剂有促渗与治疗双重作用，越来越受到国内外研究机构的重视。许多学者进行了外用中药透皮吸收的实验研究，通过加入透皮促进剂，寻找和开发出不少新的外用药物配方，取得了非常好的效果。现在已开发应用的中药透皮吸收剂有乙醇、醋、薄荷类、肉桂、甘草、冰片、松节油、丁香类、川芎提取物、豆蔻提取物、肉豆蔻酸异丙酯、当归、樟脑、高良姜、桉叶、土荆芥子油、衣兰油等。中药促渗剂除了单独使用外也可以与其他促渗剂组合应用，如冰片、薄荷类配氮酮、油酸、月桂氮唑酮、丙二醇等合用组成复合促渗剂，也称二元促渗剂或多元促渗剂，能从多个方面来促进药物的透皮吸收，比单一使用的效果好。还有一些研究表明，超声波可以促进药物透皮吸收。在使用中药外敷时，配合超声波能增大药物有效成分的溶出量，促进药物成分的透皮吸收，国际上称超声透入法。

（2）经肠道吸收：主要为肛门直肠给药。药物在直肠吸收主要有两条途径：一条是通过直肠上静脉，到肠系膜下静脉，经脾静脉，再到门静脉进入肝脏，进行代谢后再由肝脏进入大循环；另一条是通过直肠下静脉和肛门静脉，经阴部内静脉到髂内静脉，绕过肝脏进入下腔大静脉，进入大循环。因此有研究表明，经直肠给药有 50%~70% 不经肝脏而直接进入大循环。另外，直肠淋巴系统对药物的吸收几乎与血液吸收占有相同的地位。西医学研究表明，经肠道给药与口服给药比较有以下特点：胃黏膜可免受刺激性药物的刺激；对伴有呕吐患者的治疗增加了一个有效途径；经直肠吸收，药物不因胃肠 pH 值或酶的破坏而失去活性，且有一半以上药物免受肝脏首过作用的破坏，因而较口服用药干扰因素小；对不能或不愿吞服片、丸及胶囊的患者（尤其是婴幼儿），可用此法给药。肛门直肠给药在呼吸系统发热性疾病、感染性疾病如腹泻、痢疾和慢性肾衰的治疗中应用广泛。由于其给药途径方便独特的作用特点，将来在急危重症的应用一定能发挥重要的作用。

（3）经鼻腔吸收：鼻腔给药多用取嚏法、滴药法、塞药法，是通过对鼻黏膜某些部位的刺激，引起的反射作用，产生生理和治疗作用；或通过鼻黏膜上分布的丰富血管吸收入血而起作用。此法多用于呼吸道局部疾病，或神昏痰多患者的治疗。

（4）经肺部吸收：因为肺部的特殊解剖结构，分布于肺泡的毛细血管总面积达 $90m^2$，通过肺的血液循环量很大，经过雾化吸入小分子中药制剂，可通过肺部对于药物的吸收而发挥全身治疗作用。中药注射剂采用雾化吸入给药方式治疗呼吸系统疾病，具备作用部位直接、作用部位药物浓度高、起效快的特点。有研究表明雾化吸入的药物 70% 能直接分布到呼吸道黏膜及分泌物中，近 45% 能到达肺泡及深层组织中迅速发挥作用，所以经肺部雾化吸入疗法在治疗呼吸系统疾病方面有较大发展潜力。

2. 外治法作用机制的研究

目前研究表明，中医外治法一方面可以通过药物吸收入血发挥药物的治疗作用，不同的外治法还可以通过调节人体的免疫系统和神经、体液、血液、内分泌系统发挥作用。

西医学也证明，经络穴位处皮肤相比于周围皮肤具有阻抗低、电容大、电位高的电学特性，药物透皮吸收更有利。临床研究表明，穴位贴敷疗法通过刺激穴位，可改善支气管哮喘患者血液循环，调节机体免疫功能，使机体不至处于过敏状态，提高抗病能力，从外调节脏腑的功能。如三伏贴通过刺激穴位以及药物的吸收、代谢，对肺部的有关物理 – 化学感受器产生影响，使血清 IgG 含量降低，从而改善机体的反应性，提高免疫力，增强机体抗病能力，起到"治病求本"的目的。王海峰等自拟穴位贴敷咳喘方治疗缓解期慢性阻塞性肺疾病的患者，取膻中、肺俞、脾俞、肾俞、膏肓俞穴，改善患者免疫功能，降低白细胞介素 –4、肿瘤坏死因子 –α 水平。药物熏洗、熨法可引起血管扩张和血液循环加强，其机制可能是通过轴索反射，通过支配血管的自主神经在血管周围间质神经网以及组织蛋白的微量变性，形成组胺、血管活性肽等血管扩张物质，从而加强血循环，使氧与营养物质向局部的输入和局部代谢废物的排出加速，使体内的抗体与补体增加，巨噬细胞系统的功能加强，大小吞噬细胞的吞噬功能增加。

二、外治法直接作用及机制研究

直接作用指药物对于局部病变的治疗作用而言。尤其在外科疮疡及骨科跌打损伤的治疗中，多使用药物外治的直接作用治疗疾病。如《太平圣惠方》应用熏洗疗法，"发背……肿赤热而疼痛，或已溃，或未溃，毒气结聚，当用药煮汤淋渫疮上，散其热毒……能荡涤壅滞，宣畅血脉"。对于呼吸疾病而言，其直接作用主要体现在通过雾化吸入方式，使细小的中药颗粒能直接作用于呼吸道的黏膜或者表面的腺体、纤毛、受体上，以及进入呼吸道分泌物中，起到直接的抗菌消炎或者促进痰液排出的作用。

综上所述，中医外治法的理论源远流长，内病外治这一古老而又新型的治疗方法，正受到国内外学者的广泛关注。虽然目前中医外治法的机制研究还存在许多问题，不够深入，然而中医外治法除药物作用外还具有一定的经络效应，这是内服药物所无法达到的。因此，中医外治法只要运用合理，不仅和内治法一样可达到治病的目的，还可弥补内治法之不足。西医学的发展也给中医外治法的研究与开发带来机遇，中医同仁应不失时机地努力研究，在临床上重视并推广应用，使这一古老的疗法为人类健康做出更大的贡献。

第四节　提高外治法临床疗效的思路与方法

中医外治法，种类繁多，适应证广，作用途径不同，选择合适的外治方法是关系治疗成败、临床疗效的关键。

一、辨证论治

中医外治疗法，是中医学的重要组成部分，它与内治疗法一样，必须坚持以中医理论为指导，严格遵循辨证论治的原则。吴师机特别强调，中药外治要"先辨证、次论治、次用药"，并明确指出辨证有五：一审阴阳，二察四时五行，三求病机，四度病情，五辨病形，精于五者，方可辨证分明。辨证是论治的前提和依据，也只有明确病变的阴阳、表里、虚实、寒热等属性，抓住疾病本质，把握病证的标本、轻重、缓急，才能正确施治，达到预期效果。例如对于慢性阻塞性肺疾病、哮喘等，临床可根据气虚、阳虚、血瘀之不同，分别给予黄芪注射液、喘可治注射液、当归注射液在足三里、三阴交等穴位进行穴位注射，以取得更佳的疗效；对于咳嗽一病，临床可根据寒热虚实之不同，在天突、肺俞等穴位分别给予寒咳贴、热咳贴、久咳贴等不同的贴敷药物。又如拔罐、刮痧多用于实证、阳证；艾灸多用于虚证、寒证；药物熏蒸多用于表证、寒证。总之，外治疗法只有在中医理论指导下，坚持辨证论治的精神，才能摆脱简单的经验医学，才能使外治疗法有据可依，有法可循，更好发挥治疗作用，扩大治疗范围。如果虚实不明，寒热不辨，表里混淆，阴阳不分，不但难以奏效，而且还可能导致病情恶化。

二、治法选择

不同部位对于药物的吸收不同，不同的治疗方法有不同的适应证，根据患者疾病的寒热虚实、脏腑表里不同，选择恰当的给药途径和部位，确定相应的治疗方法，是中医外治法取得疗效的关键。临床可参考以下几点。

（1）根据藏象学说、经络循行及配穴方法，选取不同的给药途径和部位：常用的方法有点舌、吹喉、滴眼、塞鼻、滴耳、灌肠等。对于肺部疾病而言，肺居上焦，主表，开窍于鼻，鼻的通气和嗅觉与肺经功能密切相关，据此可采用塞鼻法、鼻嗅法等外治方法治疗肺经疾患。正如吴师机所说："大凡上焦之病，以药研细末、嗜鼻取嚏发散为第一捷法。"临床对于肺性脑病昏迷痰多患者，可应用此法涌吐痰涎。根据肺与大肠相表里理论，对于肺部疾病引起发热、闷喘等症状，临床通过中药灌肠以通腑泻热或通腑降逆平喘。对于脏腑病证，视病之所在，采用膏药贴敷疗法，上贴心口，中贴脐眼，下贴丹田；或兼贴与心口相对的心俞穴，与脐眼相对的命门穴，与丹田相对应的足心；有时还可以贴于某一经络、某一部位，但必须注意脏腑关系、穴位配伍、标本兼治等方面的内容。

（2）根据病证特点，选择全身或局部给药途径：呼吸道疾病，当其局限于体表某一部位时，可选择局部给药途径，使药物直达病所，奏效迅捷。如咽喉肿痛，可给予局部吹药治疗；肺部感染性疾病，可给予中药雾化吸入治疗；对于感冒发热或哮喘等疾病，则宜分别选用药浴、熏蒸等全身体表给药。

（3）根据病情需要，可采取多种外治方法联合应用：如抢救高热昏迷患者，既可探鼻取嚏，又可同时配合安宫牛黄丸鼻饲或点舌以助其清心开窍之力。再如哮喘类疾病，常常熏蒸、穴位注射、膏药贴敷、穴位埋线等数法并施，则治疗作用明显增强，治疗效果亦随之提高。

三、剂型选择

外治中药剂型繁多，除传统的丸、散、膏、丹外，近年来又开发出气雾剂、灌肠剂、膜剂、乳剂、熨剂、注射剂等。各类剂型由于制作方法不同，作用特点各异，因而临床使用时，必须合理选用，以充分发挥其疗效。如心绞痛、哮喘发作时，宜选用不同的气雾剂，以求速效；对于雾化吸入给药，临床一般选用中药注射制剂，纯度高，安全性好；对于表证、实证、热证，则刮痧、拔罐疗效显著；虚寒性哮病、喘证等，则宜选用热熨剂或艾灸法以温阳散寒补虚。

四、三因制宜

中医学"天人相应"的自然辩证观，说明了大自然的千变万化、寒暑交替，时刻都影响着人体的生理与病理，而人体本身又有禀赋、体质、年龄、性别的不同，以及生活习惯和环境等差异，因而运用外治疗法，就必须注意到自然因素和人的因素，即所谓因人、因时、因地制宜。也就是不但要区别长幼、男女、体质强弱，而且要结合季节、气候、地域的不同，以选取最佳外治方法。如临床应用三伏贴对于虚寒性咳喘疾病的治疗，就体现出天人相应的中医治疗特点，疗效显著。又如同为风寒感冒，小儿脏腑娇嫩、形气未充，宜用苏叶、葱白、生姜、淡豆豉加水煮沸，让患儿吸其蒸气、汗出自解；而老人气血已衰，可用嗡鼻取嚏、生姜擦背、煨热姜敷额。对孕妇则禁止在腰腹部使用刺激性强的外治法，或者禁用含麝香等孕妇禁用药物。再者，同一种疾病在不同的季节，外治用药亦当有所区别，如吴师机治疗四时伤寒的伤寒通用膏，春夏加石膏、枳实，秋冬加细辛、桂枝，就充分体现了这一精神。对麻疹欲出不透者，在夏季气候炎热时，宜用紫背浮萍、椿树皮、西河柳、生姜煮水擦洗；而冬季气候寒冷时则应采用熏气疗法。

我国地域辽阔，各地四季气候差异悬殊较大，因而在运用中药外治时，必须结合当地气候特点，确立相应用药原则。如采用灌肠疗法治疗小儿外感高热时，在西北严寒地区，宜重用辛温解表之品，而东南温热地区、辛温解表之品则宜轻用，免致过汗伤正。

临床运用中药外治疗法，除应熟练掌握上述方法要领外，还必须根据病情需要，及所选外治疗法在该病中的治疗地位、疗效等，有的放矢，灵活选配针灸、推拿等其他中医外治疗法或与内治疗法结合运用，以提高临床疗效，促进患者早日康复。

第五节　应用外治法的注意事项

中医外治方法多样，各法均有自己的适应证，也有自己的禁忌证，而且因操作途径、部位、方式的不同，在操作过程中也有许多注意事项。下面就呼吸科常用中医外治法的注意事项进行总结概括。

一、药物外治法的注意事项

（1）中药贴敷疗法：根据患者病情的寒热虚实选择不同的药物配伍；根据患者年龄、皮肤厚薄不同，对皮肤刺激性较大药物的种类和剂量应注意合理应用；皮肤过敏严重者不宜贴敷；贴敷期间饮食清淡，忌生冷、油腻、辛辣刺激食物。

（2）中药离子导入法：本方法相对安全，对于高热、恶病质、严重心衰、出血倾向者、直流电过敏者禁用。

（3）穴位注射疗法：①穴位注射应用时注意选择合适的药物和经穴，每次注射穴位不宜过多，注射药物剂量不宜过大。②注意询问患者过敏史，避免应用过敏药物。③严格无菌操作，防止感染。④使用穴位注射时，应向患者说明本疗法的特点和注射后的正常反应。如注射部位局部出现酸胀感、4~8小时内局部有轻度不适属正常反应，一般1天内即可缓解。⑤老年体弱及初次接受治疗者，最好取卧位，注射部位不宜过多，以免晕针。

（4）中药雾化疗法：中药复方熬制药液，因成分复杂，容易含有过敏成分，且分子量大，不宜吸收，故临床雾化应选用中药注射剂，更加简便安全有效；另需注意每次雾化时间不宜过长，一般在5~10分钟；雾化药液每次不宜过多。

（5）中药灌肠疗法：注意摆好灌肠体位，灌肠前必要时让患者排空大便；药液温度应保持在39~41℃；注意灌肠速度不宜太快，每次灌肠药液不宜过多，使药物在肠道中能保留较长时间。

二、非药物外治法的注意事项

（1）针刺疗法：空腹、饱餐后不宜进针；感染部位不宜进针；防止晕针；针灸时选取合适的体位，根据疾病特点及患者的体质，选择合适的针刺深度及补泻手法和留针时间。

（2）艾灸疗法：空腹、餐后1小时左右不宜灸；有瘢痕体质或阴虚火旺体质者不宜灸；艾灸过程中及艾灸后注意防寒保暖，避免受风；艾灸每次选穴不宜过多，每个穴位控制在5~20分钟；注意避免灸治过程中烫伤皮肤；传染病、高热患者、孕妇、严重心脏疾病患者忌灸。

（3）穴位埋线疗法：穴位埋线属于有创操作，注意要在无菌环境下操作，埋线以后保持穴位的干燥；埋线的时候尽量埋在皮肤层和肌肉层之间；女性月经期、妊娠期尽量不埋线；埋线后注意忌口，避免辛辣刺激、肥甘厚味饮食；皮肤局部感染或者严重感染患者、重度心脏病患者、瘢痕体质者、出血倾向者不宜使用。

（4）推拿疗法：推拿时患者应选择合适的体位；对于虚损类肺部疾病患者，注意推拿时力度不宜过大，时间不宜过长；皮肤有病变损害者不宜采用推拿治疗。

（5）拔罐疗法：拔罐疗法适用于肌肉肥厚丰满的部位；皮肤病、出血性疾病、皮肤水肿及孕妇腰、骶、腹部不宜拔罐；拔罐时若出现大的水疱，应用注射器抽出疱中液体，保留表皮，涂上龙胆紫，并覆盖消毒敷料。

（6）刮痧疗法：刮痧时选取适当的介质，可以起到润滑和治疗作用；虚损类疾病患者不宜刮痧治疗；刮痧出痧后避免洗冷水澡；对于皮肤病、皮肤水肿患者及孕妇不宜刮痧；全身大血管部位禁止刮痧。

第二章

临床应用

第一节 急性上呼吸道感染

急性上呼吸道感染是鼻腔和咽喉部呼吸道黏膜的急性炎症的总称，约80% 由病毒引起，4%~5% 由支原体感染引起，仅 1%~2% 为细菌所致。急性上呼吸道感染的临床表现不一，从单纯的鼻黏膜炎到广泛的上呼吸道炎症，轻重不等。其发病无年龄、性别、职业和地区差异。本病全年皆可发生，以冬春季节多发，一般病势较轻，病程较短，预后较好，但由于发病率高，具有一定的传染性，有时还可产生严重并发症，应积极防治。本病与中医学的"感冒"类似，又称"伤风""冒风""冒寒""重伤风"等。

1.临床诊断

主要依据症状和体征，结合周围血象，并排除其他疾病如过敏性鼻炎，急性传染性疾病如麻疹、脑炎、流行性脑脊髓膜炎、脊髓灰质炎、伤寒等，可作出临床诊断。病毒分离、免疫荧光技术及细菌培养对明确病因诊断有帮助。诊断依据：

（1）鼻塞流涕、喷嚏、咽痒或痛。

（2）恶寒发热，无汗或少汗，头痛，肢体酸痛。

（3）四时皆有，以冬春季多见，全身症状较重，呈广泛流行者为时行感冒。

2.中医分型

（1）风寒束表证：恶寒重，发热轻，无汗，头痛，肢体酸痛，鼻塞声重，喷嚏，时流清涕，喉痒，咳嗽，口不渴或喜热饮，舌苔薄白而润，脉浮或浮紧。

（2）风热犯表证：身热较著，微恶风寒，汗出不畅，头胀痛，目胀，鼻塞，流浊涕，口干而渴，咳嗽，痰黄黏稠，咽燥，或咽喉肿痛，舌苔薄白微黄，边尖红，脉浮数。

（3）暑湿伤表证：身热，微恶风，汗少，肢体酸重或疼痛，头昏重胀痛，咳嗽痰黏，鼻流浊涕，心烦口渴，渴不多饮，口中黏腻，胸脘痞闷，泛恶，小便短赤，舌苔薄黄而腻，脉濡数。

（4）气虚感冒：恶寒较甚，发热，无汗，身楚倦怠，气短懒言，反复易感，头痛鼻塞，咳嗽，咯痰无力，舌淡苔白，脉浮无力。

（5）阴虚感冒：头痛身热，微恶风寒，无汗或微汗，头晕心烦，口渴咽干，手足心热，干咳少痰，舌红少苔，脉细数。

一、药物外治法

（一）中药贴敷疗法

处方 001

风寒Ⅰ号：山栀子、桃仁、蛋清、面粉。

【用法】每天上午 10 点，取双侧肺俞穴用上药贴敷，持续 4 小时后取下，并用温水擦净皮肤。治疗 3 天为 1 个疗程。

【适应证】小儿病毒性感冒属风寒束表型。

【注意事项】患儿有哮喘病史、过敏体质，或患有心血管、肝、肾或血液系统等严重疾病，或有心脏病者禁用。

【出处】《基层医学论坛》2019，23（03）：399-401.

处方 002

痛吐散：木香、枳壳、吴茱萸、延胡索、酸枣仁、柏子仁、荜茇、大黄各 2g。

【用法】上述药物打粉，将其制成散剂，用适量藿香正气水调和，用透皮贴贴在神阙、中脘上，4 小时后揭掉，每天 1 次，3 天为 1 个疗程。

【适应证】小儿感冒属风热夹滞证。

【出处】《云南中医中药杂志》2017，38（10）：66-67.

处方 003

椒香祛风膏：胡椒 15g，丁香 9g，葱白 3 根。

【用法】将前两味研末，入葱白混捣如膏状，取适量敷于大椎穴，用胶布固定；另取药膏涂于双劳宫穴；合掌放于两大腿内侧，夹定，屈膝侧卧，盖被取汗，早晚各 1 次，每次 45~60 分钟，连用 2~3 天或病愈为止。

【适应证】风寒束表型感冒。

【出处】张建德 .《中医外治法集要》陕西科学技术出版社 .

🥣 处方 004

地龙饼：鲜地龙 10 条，白糖适量，面粉适量。

【用法】地龙入碗内，撒上白糖，片刻地龙体液外渗而死，入面粉和成膏，制成直径为 3cm 的药饼两枚，分贴囟门和神阙处。每次贴 4~6 小时，每天 2 次，连贴 2~3 天。

【适应证】风热犯表型，尤宜于小儿。

【出处】张建德 .《中医外治法集要》陕西科学技术出版社 .

🥣 处方 005

白芥子 15g，甘遂 10g，细辛 10g，苏子 10g。

【用法】选取肺俞（双）、大椎、足三里（双）进行穴位贴敷，贴敷时间 2~6 小时，以局部发红为佳。每周贴敷 2 次，15 天为 1 个疗程，治疗 2 个疗程。

【适应证】虚体感冒。

【注意事项】治疗期间忌油腻、辛辣食品及海鲜。

【出处】《上海针灸杂志》2015，34（04）：333-334.

🥣 处方 006

白芥子、细辛、延胡索、甘遂、肉桂。

【用法】将上述药物研末后用生姜汁调成膏状，制成 1cm×1cm×1cm 大小药饼，放在 5cm×5cm 的胶布上，嘱患者暴露贴敷部位，将药饼轻轻贴在相应穴位（大椎、肺俞、天突、膻中、中府、肾俞）并加以固定。选择夏季的头伏、中伏、末伏的第 1 天或第 2 天以及冬季的一九、二九、三九的第 1 天或第 2 天进行贴敷，共贴 6 次，每次贴 4~6 小时。

【适应证】反复感冒，中医体质辨为气虚质、阳虚质、痰湿质、气郁质者。

【注意事项】①敷药后如局部皮肤出现潮红、灼热、轻度刺痛属正常反应。②贴药处出现针尖至米粒大小的水疱属药物贴敷后的正常反应，患者仅需保持局部干燥即可，小的水疱一般不需特殊处理，让其自然吸收或用庆大霉素注射液或湿润烧伤膏外用涂擦即可；如水疱过大或不慎擦破，可涂龙胆紫或去医院处理，以防感染。③治疗期间忌食生冷、肥甘厚腻食物，禁食海鲜、辛辣刺激性食物，以清淡饮食为宜。

【出处】《中国针灸》2012，32（11）：966–970.

（二）敷脐法

处方 007

葱白 50g，胡椒 1g。

【用法】上述药物捣烂如膏状，敷于脐上，外以纱布、胶布固定，再用温水袋于脐部熨之，并同时服热姜汤一杯，每天 1 次。

【适应证】风寒型感冒。

【出处】《河南中医药学刊》1997，（01）：35.

处方 008

银花 4g，连翘 4g，桔梗 2.4g，荆芥 1.6g，薄荷 2.4g，牛蒡子 2.4g，淡豆豉 2g，甘草 2g，竹叶 1.6g。

【用法】上药共研细末，过筛，取药粉适量，纱布包裹，敷神阙穴，包扎固定，每次贴药 4~6 小时，每天 2 次，连贴 3~4 天为 1 个疗程。

【适应证】风热犯表型感冒。

【出处】张建德.《中医外治法集要》陕西科学技术出版社.

处方 009

板蓝根、生石膏、连翘、薄荷、淡豆豉各 10~15g，葱白、蜂蜜、鸡蛋清各适量。

【用法】将前 5 味药共碾为细末，取药末适量，与葱白共捣烂如泥状，继取鸡蛋清、蜂蜜调匀，再与药泥调拌和匀，制成一个圆形小药饼，把药饼加热，乘热填于患者脐孔中，以指按平，外用一块纱布覆盖，用胶布贴紧，每天换药 1 次，贴药后令患者吃热粥助汗。

【适应证】风热犯表型感冒。

【出处】《河南中医药学刊》1997，（01）：35.

（三）涂擦法

处方 010

葱白头 30g，生姜 30g，食盐 6g，白酒一盅。

【用法】前 3 味共捣烂呈糊状，入酒调匀，用纱布包紧，涂擦前胸后背、手心、足心及腘窝。涂擦一遍后，让患者安卧，一般 30 分钟后即有汗出。如高热持续不退者，可 2~3 小时擦 1 次，至病愈为止。

【适应证】风寒型感冒。

【出处】张海鹏，陈润花等．《内病外治中医特效方》化学工业出版社．

（四）沐浴法

处方 011

金银花、板蓝根、连翘各 20g，紫苏叶、防风、荆芥各 15g，薄荷 10g。

【用法】上方加入 500ml 水煎后，加入洗澡水，调整水温为 38~40℃，进行沐浴，沐浴时间以 15~20 分钟最佳，1~2 次 / 天。

【适应证】小儿风热犯表型感冒。

【注意事项】浴后嘱患儿多饮开水，并取被以助发汗祛邪之力。

【出处】《临床医学研究与实践》2016，1（06）：56.

处方 012

金银花、大青叶、板蓝根、桑叶、菊花、忍冬藤、艾叶、竹叶、青蒿、蒲公英。

【用法】将上述中药材混合粉碎，过 200 目，每次取用 100g，加入热水中药浴，水温控制在（39±1）℃，每次浸浴 20 分钟左右，一天 2~3 次。

【适应证】小儿风热犯表型感冒。

【注意事项】浴后嘱患儿多饮开水，并取被以助发汗祛邪之力。

【出处】《世界最新医学信息文摘》2019，19（A4）：255，257.

处方 013

生姜 20g，桂枝 20g，生麻黄 20g，苏叶 20g，荆芥 20g，艾叶 20g，青蒿 40g，川芎 10g，薄荷 10g。

【用法】上方用水煎 30 分钟后，倒入木盆，加水至可进行药浴的水位，水温控制在 38~40℃之间，泡至出汗，每天 1 次，连续药浴 3 天。

【适应证】小儿风寒束表型感冒。

【注意事项】水温不可过高以免烫伤皮肤，若水凉后可加入少量热水。

【出处】《临床医药文献电子杂志》2018，5（02）：155-157.

（五）塞鼻法

处方 014

辛夷 15g，白芷 10g，苍耳子 10g，桂枝 5g。

【用法】诸药共研细末，过筛，贮瓶密封。每天晚饭后取药末 1g、一寸见方双层纱布 2 块，将药末分包成 2 个药球，以棉纱扎紧，并留有一寸左右的线头。先塞 1 个药球于症状重侧的鼻孔，用另一鼻孔呼吸；1 小时后将药球拉出，将另一药球塞入对侧鼻孔。

【适应证】感冒引起的鼻塞。

【出处】《中国民间疗法》2013，21（11）：91.

处方 015

白芷 3g，冰片 0.6g。

【用法】诸药共研细末，过筛，贮瓶密封。用时取药粉适量，药棉裹之，塞一侧鼻孔，每鼻孔塞 30 分钟，左右交替，每天 3 次，3 天为 1 个疗程。

【适应证】风寒束表型感冒。

【出处】韩家驹.《中医外治方药手册》陕西科学技术出版社.

（六）鼻嗅法

处方 016

川芎 9g，白芷 9g，羌活 9g，防风 9g，薄荷 9g，藿香 9g，细辛 3g，辛夷 3g，冰片 3g，雄黄 1.5g。

【用法】上药共研细末，过筛，装瓶贮备。从晨起至睡前，每隔 3 小时嗅药 1 次，每次 10 分钟，连用 3~5 天。

【适应证】感冒鼻塞不通。

【注意事项】嗅药之前，先将药瓶振摇几下，以便充分嗅闻药气。

【出处】张健德.《中医外治法集要》陕西科学技术出版社.

（七）热熨法

处方 017

鲜姜 90g。

【用法】取鲜姜 90g 捣成泥状，炒热至皮肤能忍受为宜，摊贴于大椎穴，下加热袋保温仰卧，服热粥一碗，用单布罩头面部，微汗即可去罩布，继续热敷 40 分钟即可，避风 2 小时。

【适应证】风寒型感冒。

【注意事项】热熨时，尤其要防止局部烫伤。开始时熨器热度过高，应采用起伏放置式或者加厚垫布。热熨后，患者可在室内散步，但暂时不得外出，要注意避风，防止着凉。

【出处】《吉林中医药》1997，（5）：22.

（八）足浴法

处方 018

苏叶 20g，柴胡 20g，葛根 20g，干姜 10g，艾叶 20g，徐长卿 20g，羌活 20g，青蒿 20g。

【用法】取上药 3 剂煎至 1200ml，分 6 袋包装备用，每袋 200ml，避光常温保存；足浴时，每次取一袋药液置于专用木制足浴盆中，加温水（大约 4000ml）稀释，调至药液温度为 37~40℃，将双足浸泡药液中，加水量以药液能漫过患者足踝为宜。每次足浴 15~20 分钟，必要时中途加热水，患者双脚必须抬离，避免烫伤。每天两次，疗程为 3 天。

【适应证】风寒型感冒。

【注意事项】合并心、肝、肾和造血系统等严重原发疾病者，双足有皮损、溃疡等症状者，足部 3 天内有输液穿刺者，药物过敏者禁用。

【出处】《中外医学研究》2018，16（36）：113-115.

处方 019

地锦草 20g，葛根 20g，黄芩 15g，黄连 15g，诃子 12g，肉豆蔻 12g。

【用法】上药加水煎取 500ml 药液，待药液温度降至 38~40℃时进行足浴。每天 2 次，每次足浴 40 分钟，5 天为 1 个疗程。

【适应证】风寒型感冒。

【注意事项】合并心、肝、肾和造血系统等严重原发疾病者；双足有皮损、溃疡等症状者，足部三天内有输液穿刺者；药物过敏者禁用。

【出处】《双足与保健》2019，12：3-4.

处方 020

黄芪 30g，白术 30g，防风 15g。

阳虚体质加制附片 15g、干姜 15g，阴虚体质加玉竹 15g、葱白 15g。

【用法】将上述诸药加水 5000ml，浸泡约 20 分钟，武火煎煮，待煮沸后，转文火煎煮 10 分钟，去渣取汁。将上述药液（约 2000ml）置于足浴盆内，控制药液温度，以 37℃左右为宜。将患者双足置于足浴盆内，每次足浴 20 分钟，每天 1~2 次，连续治疗 7 天。

【适应证】虚体反复感冒者。

【注意事项】合并心、肝、肾和造血系统等严重原发疾病者，双足有皮损、溃疡等症状者，足部三天内有输液穿刺者，药物过敏者禁用。

【出处】《中医中药》2016，10（15）：36.

（九）穴位注射疗法

处方 021

柴胡注射液或银黄注射液或鱼腥草注射液 2~4ml。

【用法】上药任选一种，按穴位注射常规操作，将药物注入双侧曲池穴内，每穴 0.5~1ml，每天 2 次，3 天为 1 个疗程。对感冒高热持续不退者，可 2~4 小时 1 次，以挫热防变。

【适应证】各型感冒。

【出处】刘建洪.《穴位药物注射疗法》江西科学技术出版社.

（十）灌肠法

处方 022

连翘 15g，银花 5g，苦桔梗 9g，薄荷 9g，竹叶 6g，生甘草 6g，荆芥穗 6g，豆豉 8g，牛蒡子 9g。

【用法】每天 1 剂，将药物用凉水浸泡 40 分钟，水量以没过药物为宜。煎煮以芳香味出为度，滤渣取汁，放凉备用。根据患儿年龄大小进行灌肠治疗：1~2 岁者每次约 25ml，>2~5 岁者每次约 40ml，6 岁患儿每次约 50ml。每天分 2~3 次给药。灌肠前先嘱患儿排空大小便，取左侧卧位，或家长横抱患儿，臀部稍抬高。用 50ml 注射器抽吸药液，使用去掉针头的皮头针作导管，将导管连接注射器前涂抹液体石蜡，排尽注射器内的空气，将导管轻轻插入直肠 8~15cm，缓慢将药液推入。注射完毕后拔出导管，用卫生纸轻轻按揉肛门，使药液得以长时间保留吸收。

【适应证】小儿风热型感冒。

【注意事项】推药速度要慢，推药后让患儿侧卧 30 分钟，以便药液保留。

【出处】《山西职工医学院学报》2013，23（02）：55-56.

处方 023

柴胡 6g，连翘 10g，大黄 10g，淡竹叶 3g。

【用法】将药物用凉水浸泡 40 分钟，水量以没过药物为宜。煎煮以芳香味出为度，滤渣取汁。用 50ml 注射器抽吸药液，使用去掉针头的皮头针作导管，将导管连接注射器前涂抹液体石蜡，排尽注射器内的空气，将导管轻轻插入直肠约 8~15cm，缓慢将药液推入。根据患儿年龄大小进行灌肠治疗：1~3 岁者予 50ml/ 次，1 天 1 次；3~7 岁者予 50ml/ 次，每天 2 次；若 24 小时内体温正常则停用。

【适应证】小儿感冒发热。

【注意事项】推药速度要慢，推药后让患儿侧卧 30 分钟，以便药液保留。

【出处】《新疆中医药》2017，35（02）：21-22.

二、非药物外治法

（一）拔罐疗法

处方 024

大杼（双）、风门（双）、肺俞（双）、定喘（双）。

【操作】患者俯卧位，用止血钳夹住燃烧的酒精（95%）棉球，在火罐内壁中烧 1~2 圈后，迅速退出，然后将罐罩在穴位上，每穴停 10~15 分钟。若恶寒严重者，可采用走罐，选用罐口平滑的大玻璃罐，先在背部督脉、两侧膀胱经涂上凡士林，将罐吸上，以手握住罐底部，后边着力，前边略提起，慢慢向前推动，上下来回在背部经脉推拉数次，至皮肤潮红为止。1天 1 次，5 次为 1 个疗程。

【适应证】外感风寒感冒。

【注意事项】气血不足，高年体虚者禁用；孕妇及小儿慎用。

【出处】《中医外治杂志》2003，12（6）：28~29.

（二）刮痧疗法

处方 025

太阳、迎香、风池、天柱、大椎、风门、肺俞、华佗夹脊、神道。

【操作】患者反坐于椅子上，充分暴露治疗穴位，将正红花油涂于患部，医者用手紧握刮痧板，与皮肤呈 45°，从上而上，由内而外顺穴用力均匀柔和而刮，每次时间为 15 分钟，一般隔日治疗 1 次。

【适应证】外感风寒感冒。

【注意事项】气血不足，高年体虚者禁用；孕妇及小儿慎用。

【出处】《中医外治杂志》1988，7（4）：19.

处方 026

主穴：督脉：发际下至第 7 胸椎，重点大椎穴；项部：重点风池穴；膀胱经：以发际下至第 7 胸椎旁，重点风门、肺俞；合谷、足三里。

配穴：随症加减穴位。头痛配太阳穴、百会、头维及阿是穴；鼻塞、流涕配上星、通天、印堂；音哑、咽喉痛配整个项部；咳嗽配天突至剑突，重点中府、云门、尺泽；痰多配中脘、丰隆。

介质：风寒型：用 30% 姜汁（即生姜汁 30ml+ 开水 70ml）为介质；风热型：以薄荷液（薄荷 10g+ 开水 50ml 浸泡，10 分钟后取浸出液）为介质；暑湿型：以藿香正气水为介质。

【操作】选用牛角刮痧板，在施术部位涂上介质，用刮痧板直接接触患者皮肤，与皮肤呈约 45°，顺一个方向反复进行刮试，顺序从头部、颈肩部到背腰，最后到四肢，由内侧向外侧刮拭。

【适应证】感冒之风寒型、风热型、暑湿型。

【注意事项】根据患者体质、年龄的不同，手法略有区别。体质较弱者宜轻刮，刮压的力度相对要小，速度宜慢，刮拭时间约 15 分钟；体质较强者宜重刮，采取泻法，刮压力度相对要大，速度宜快，刮拭时间约 10 分钟。气血不足、年老体虚者禁用；孕妇及小儿慎用。

【出处】《亚太传统医药》2014，10（17）：81–82.

🥣 处方 027

督脉、足太阳膀胱经、手太阳小肠经，风池、肺俞穴周围。

【操作】患者俯卧，暴露背部。先用酒精（75% 乙醇溶液）消毒皮肤，然后用刮痧活血剂万花油均匀地涂于背部皮肤，先刮痧背部，然后刮督脉、足太阳膀胱经、手太阳小肠经，风池、肺俞穴周围。患者仰卧，消毒皮肤后刮左右、前臂的手太阴肺经。刮痧时右手持刮痧板，灵活地利用腕力、臂力，切忌用蛮力，用力要由轻到重。

【适应证】风寒型感冒。

【注意事项】刮痧要从上到下顺一个方向刮，不要来回刮，一边刮一边涂油，以免患者疼痛。刮到患者皮肤红润充血甚至紫红为佳。刮完后用热毛巾热敷刮痧部位 3 分钟，并让患者喝 50ml 白开水。

【出处】《按摩与导引》2005，2（21）：14–15.

（三）艾灸疗法

处方 028

【用法】取上述穴位，按隔药（姜）灸法操作，每穴每次灸 3~5 壮，每天 2 次，2~3 天为 1 个疗程或病愈为止。

【适应证】风寒束表型感冒。

【注意事项】小儿或患有皮肤感觉减退者慎用。

【出处】田从豁，臧俊岐.《中国灸法集粹》辽宁科学技术出版社.

处方 029

大椎、风池、合谷、肺俞。

【用法】取上述穴位，按艾条温和灸法操作，每穴每次灸 15~20 分钟，每天 2 次，2~3 天为 1 个疗程或灸至病愈为止。用于预防感冒时，可每次灸上穴 1~2 个，每天 1 次，每次灸 20 分钟，连灸 5 天。

【适应证】风寒型感冒。

【出处】田从豁，臧俊岐.《中国灸法集粹》辽宁科学技术出版社.

综合评按： 急性上呼吸道感染，一般多用内服药物治疗，但到目前为止，尚未找到特效方药。从近年来临床和有关资料看，中医外治法辨证治疗急性上呼吸道感染，在使药物直达病所、祛除病邪、消除临床症状、缩短奏效时间、扩大用药范围等方面，为内服法所不及。如河南省鹤山医院以涂擦法中一方治疗感冒 107 例，均在 48 小时热退病愈；另有以白矾面粉膏贴涌泉穴治疗普通感冒 100 例，36 小时内体温全部降至正常。由此可见，中医外治法治疗急性上呼吸道感染还有疗效高、疗程短的特点。随着对外治机制、作用途径、剂型改革的深入研究，在不久的将来，各种不同的、符合临床辨证要求的新型系列外治制剂代替感冒常规内服药物是完全有可能的。

本病所选诸法，各有特点。拔罐、刮痧、沐浴等法，药物直达体表（病所），开腠发汗力较强；穴位注射法具有药物和针刺双重作用；灌肠法两解表里，收效均速，感冒重症或高热持续不退者，是为必选；嗅药、塞鼻等法，药物直入肺窍，宣肺解表，感冒鼻塞尤为适宜；贴敷疗法，尤其是薄贴剂，携带方便，随时随地可用，轻重皆宜。临床实践，贵在灵活，视其轻重缓急或施一法或多法兼之，必能得心应手。

第二节　急性支气管炎

急性支气管炎是临床上常见的呼吸道疾病，是由病毒、细菌感染或过敏等因素引起的气管－支气管黏膜的急性炎性反应。急性支气管炎常继发于上呼吸道感染，发病初期往往出现感冒症候群。如鼻塞、喷嚏、咽痛、声嘶等，全身症状可有轻度畏寒发热、头痛、乏力及食欲不振等。主要症状为咳嗽吐痰、痰质黏稠。重者咳嗽呈阵发性，可伴有恶心、呕吐、胸及腹肌疼痛，如伴有支气管痉挛可出现哮喘和气急。胸部听诊可闻及干性啰音及细小湿性啰音，偶可听到哮鸣音，一般病程不超过 2 个月。本病属中医的"咳嗽""痰饮""喘证"范畴，中医学认为本病多因外感六淫之邪入里袭肺而作，故治疗以标本兼治为基本原则。

1. 临床诊断

（1）起病较急，全身症状轻，可有低到中度发热，伴恶寒、头痛、身痛等上呼吸道感染症状。继之出现干咳或伴少量黏痰，痰量逐渐增多，咳嗽加剧，可伴痰中带血、气急、胸闷。

（2）体征：两肺呼吸音粗糙，可闻及散在干、湿性啰音，啰音部位常不固定，咳嗽后可减少或消失。

（3）实验室检查：多数病例外周血象的白细胞计数及分类无明显改变，细菌感染时白细胞总数及中性粒细胞可增多，胸部 X 线多表现为肺纹理增粗或正常。

2. 中医分型

（1）燥邪伤肺证：以干咳无痰或痰少黏稠、不易咯出或带血丝、口鼻干燥为特点。舌红，苔薄黄或干，脉浮数。

（2）风寒束肺证：以咳嗽、痰稀薄、色白或呈泡沫状为特点，常伴有畏寒、无汗、头身酸痛、鼻塞、流清涕、咽痒发热等症状。舌质淡，苔薄白，脉浮紧。

（3）风热袭肺证：以咳嗽频繁、痰黏稠、色黄或咳出不爽为特点，常伴有发热、怕风、汗出不畅、口干渴、嗓子痛、鼻流黄涕、气粗、音哑等症状。舌红，苔黄，脉数。

（4）痰湿阻肺证：以咳嗽、痰多，稀薄色白或黏腻易咯出为特点。可伴有咳声重浊、气喘、头身沉重、神疲乏力、脘腹胀满、食少便溏等症状。舌质淡，苔白腻，脉滑。

（5）痰热蕴肺证：以咳嗽，咯黏腻、黄稠或脓性痰液，咯出不爽为特点。可伴有发热气粗或喘憋、喉中痰鸣、痰量较多、咽干喉痛、口渴呕恶等症状。舌质红，苔黄腻，脉滑数。

（6）肺阴虚证：以干咳无痰，或痰少而稠，或痰中带血丝为特点，口燥咽干，可伴有午后潮热、颧红面赤、手足心热、形体消瘦、失眠盗汗、声音嘶哑、咳声短促等症状。舌质红，少苔，脉细数。

一、药物外治法

（一）中药贴敷疗法

🥣 处方 030

善散汤：麦冬三钱，苏叶二钱，茯苓三钱，玄参三钱，甘草一钱，黄芩八分，天门冬三钱，款冬花五分，贝母一钱。

【用法】将方中药物制成药丸，以医用胶布包裹，贴敷在患者肚脐或者脚底等部位，贴敷时间在8~12小时。

【适应证】急性支气管炎，中医辨证为燥邪伤肺证。

【注意事项】凡穴位敷药之前，务必将局部皮肤洗净，贴敷后有灼热等感觉为佳，如感刺痛则去掉。

【出处】《内蒙古中医药》2017，36（16）：85-86.

（二）穴位注射疗法

🥣 处方 031

核酪注射液 2ml。

【用法】取穴：定喘穴、肺俞穴。以装有 5 号齿科针头的注射器抽取药液 2ml，快速垂直刺入穴位，再缓慢送针至得气，深约 1cm，回抽无血，注入药液。每天 1 次，3 次为 1 个疗程。

【适应证】急性支气管炎，中医辨证为燥邪伤肺证。

【出处】《广东医学》1996，17（3）：182-183.

🥣 处方 032

银黄注射液 2ml。

【用法】取穴：肺俞穴、定喘穴。按穴位注射操作常规进行，将穴位皮肤常规消毒后，快速进针刺入皮下，稍作提插得气后，经回抽无血，将上述药物注入，每次每穴注射 0.5ml。每天注射 1 次，直至痊愈。

【适应证】急性支气管炎，中医辨证为风热袭肺证。

【出处】罗和古 .《穴位注射巧治病》中国医药科技出版社 .

🥣 处方 033

鱼腥草注射液 2ml。

【用法】取穴：肺俞穴。将局部皮肤常规消毒，快速进针，回抽无血后，将本品注入双侧肺俞，每穴 1~2ml。

【适应证】急性支气管炎，中医辨证为风热袭肺证。

【出处】罗和古 .《穴位注射巧治病》中国医药科技出版社 .

🥣 处方 034

鱼腥草、板蓝根注射液 2ml。

【用法】取穴：双侧风池穴。将穴位皮肤常规消毒，快速进针，用装有 4 号针头的 5ml 注射器，取鱼腥草、板蓝根注射液 1~2ml，于双侧风池穴注射，每穴 1.5ml，隔日 1 次。

【适应证】急性支气管炎，中医辨证为风热袭肺证。

【出处】罗和古 .《穴位注射巧治病》中国医药科技出版社 .

（三）雾化吸入法

处方 035

鱼腥草注射液 2ml。

【用法】上药雾化吸入，氧气驱动，每次15分钟，每天1次，连续10天。

【适应证】急性支气管炎，中医辨证为风热袭肺及燥邪伤肺证。

【注意事项】雾化器在使用前必须严格消毒，每天更换1次，避免雾化吸入治疗的呼吸道交叉感染；不使用时，整个系统内不应有液体存留，以免细菌滋生；雾化治疗时应使用无菌溶液。

【出处】《江西中医药》2002，33（6）：20.

（四）药糊敷法

处方 036

蓖麻子6g，闹羊花6g，白芥子3g，细辛3g，甘遂6g，明矾0.6g，冰片0.3g。

【用法】上药共研极细末，取药末适量，用温水调成糊状敷于肺俞、天突穴，再用纱布、胶布固定。

【适应证】急性支气管炎，中医辨证为风寒束肺证。

【注意事项】凡穴位敷药之前，务必将局部皮肤洗净。贴敷后有灼热等感觉为佳，如感刺痛，则去掉。一般需连续贴药多次。

【出处】刘光瑞，刘少林.《中国民间敷药疗法》四川科技出版社.

（五）烟熏法

处方 037

如神散：雄黄、佛耳草、鹅管石、款冬花、甘草、寒水石、煅白附子、枯矾、孩儿茶。

【用法】上药各等量，研为细末，用纸将药末卷起如香烟状，松紧适度，点燃，吸其烟。每次1支，每天2~3次。

【适应证】急性支气管炎，中医辨证为风寒束肺证。

【注意事项】风热咳嗽及咯痰见血者不宜。吸入药烟过猛而致呛咳者，暂时中止治疗，休息片刻后即可继续进行。治疗期间，忌食酸辣刺激性食物。

【出处】《古今医鉴》。

（六）脐疗法

处方 038

防风、黄芪、肉桂各等份。

【用法】先用酒精棉球消毒神阙穴，趁湿撒药粉 0.5g 于穴位上，外贴胶布固定，对胶布过敏者改用面纱外贴，用绷带固定。每隔 3 日换药 1 次，5~7 次为 1 个疗程，可连续用 2~4 个疗程。

【适应证】急性支气管炎，中医辨证为风寒束肺证。

【出处】《陕西中医》1989，（1）：33.

（七）直肠滴入给药法

处方 039

止咳散：甘草 5g，荆芥、桔梗、白前、百部、紫菀各 10g，陈皮 6g。

【用法】将止咳散（根据患者的症状，合理加减药物）用水煎取汁 200ml，经直肠滴入，2 次 / 天；5 天为 1 个疗程。

【适应证】急性支气管炎，中医辨证为风寒束肺证。

【注意事项】①确定患者已先行排便。②将药物加热至 38° 左右再给药。③妇女月经期、产褥期应慎用，严重肛疼、急腹症疑有肠坏死穿孔患者慎用。④直肠滴入的速度一般根据患者年龄、体质进行调节，一般在每分钟 100 滴左右，儿童稍慢。

【出处】《甘肃中医》2006，19（8）：27.

二、非药物外治法

（一）推拿疗法

处方 040

天突、六腑、大肠、肺经、丰隆。

【操作】揉天突 100 次，推六腑 300 次，清大肠 300 次，揉掌小横纹 100 次，清肺经 500 次，清天河水 500 次，清大肠 300 次；对于痰多的，则添加飞经走气 20 次、揉丰隆 100 次。

【适应证】急性支气管炎，中医辨证为痰热蕴肺证。

【注意事项】要求操作者技术娴熟、作用渗透、持久有力、用力均匀、平稳着实、轻快柔和等。

【出处】《临床合理用药杂志》2016，9（11）：42–43.

（二）针刺疗法

处方 041

四缝穴。

【操作】予针刺四缝穴，分别以患者第 2~5 指掌侧位置、第 1/2 节横纹中央作为取穴位置，局部常规消毒后，将 26 号毫针刺入穴位，60 秒后出针，出血或者将少许黄白色透明黏液挤出，每天 1 次，左右两手交替进行，6 天为 1 个疗程。

【适应证】急性支气管炎，中医辨证为风热袭肺证。

【注意事项】①严格无菌操作，防止感染。②治疗后 7 日内要吃容易消化且富有营养的食物，禁止吃难以消化的食物。

【出处】《河北中医》2008，（10）：1074–1075.

（三）脐针疗法

处方 042

脐部。

【操作】选用 0.25mm×25mm 一次性毫针，将进针部位常规消毒，以脐为中心，按照顺时针方向先针十二地支全息图（巳、午、未），再取内八卦全息图（艮位加兑位）处进针，向脐壁横刺，捻转进针，进针深度约 10~20mm，留针 25 分钟，每天 1 次，7 天为 1 个疗程。

【适应证】急性支气管炎，中医辨证为外感风寒证。症见：咳嗽声重，恶寒，汗少，咽痒，气急，面色无华，舌质红，苔薄白，脉浮略数。

【注意事项】①严格无菌操作，防止感染。②治疗后 7 日内要吃容易消化且富有营养的食物，禁止吃难以消化的食物。

【出处】《浙江中医杂志》2019，54（09）：673.

（四）艾灸疗法

处方 043

取手太阳、手阳明经穴为主，如肺俞、列缺、合谷，伴发热者加灸曲池、大椎，咽痛者加灸少商。或取肺俞、脾俞、膻中、太渊、风门穴。

【操作】用艾炷灸，每天 1 次，每穴 3~5 壮。

【适应证】急性支气管炎，中医辨证为燥邪伤肺证或风寒束肺证。

【注意事项】对艾叶过敏的人禁用艾灸疗法。不能在皮肤薄的地方进行艾灸，以防烫伤皮肤。

【出处】朱坤福.《中国灸疗学》中医古籍出版社.

综合评按：急性支气管炎属中医学"咳嗽"范畴，中医认为急性支气管炎的发生和发展，主要是由外感所致，而脏腑功能失调，肺的卫外功能减弱是引发本病的重要辅因。天气冷暖失常、气候突变，人体未能适应，卫外功能失调，六淫外邪或从口鼻而入，或从皮毛而侵，侵犯肺系，引发本病。中医治疗以宣肺化痰止咳为主，兼以疏散外邪。中医外治法通过中药贴敷、穴位注射、雾化吸入、烟熏、艾灸、脐疗、推拿按摩等多种形式刺激肺经，以达到宣肺化痰止咳为主，兼以疏散外邪的目的。中医外治法治疗方法多种多样，且具有经济、简便、安全、有效、患者易于接受等诸多优点，目前临床应用较为广泛，受到广大中医药工作者的普遍重视，对防治急性支气管炎具有显著的疗效。

第三节 慢性支气管炎

慢性支气管炎是指气管、支气管黏膜及其周围组织的慢性非特异性炎症。临床上以咳嗽、咯痰或伴有喘息等反复发作为特征，常并发阻塞性肺气肿，甚至肺源性心脏病。

1. 临床诊断

临床以咳嗽、咯痰为主要症状或伴有喘息，每年发病持续 3 个月，并连续 2 年或以上。排除具有咳嗽、咯痰、喘息症状的其他疾病，如支气管哮喘、支气管扩张、肺结核、尘肺、肺脓肿、心功能不全等。

临床分型：①单纯型：主要表现为咳嗽、咯痰。②喘息型：除咳嗽、咯痰外，尚具有喘息症状，并经常或多次出现哮鸣音。

临床分期：①急性加重期：指在 1 周内出现脓性或脓性黏液痰，痰量明显增加，或伴有发热等炎症表现；或在 1 周内"咳""痰"或"喘"等症状中任何一项明显加剧。②临床缓解期：指症状明显缓解或基本消失 2 个月以上。③慢性迁延期：指有不同程度的"咳""痰""喘"症状，迁延 1 个月以上。

2. 中医分型

（1）实证（多见于急性加重期）

①风寒犯肺证：咳喘气急，胸部胀闷，痰白量多，伴有恶寒或发热，无汗，口不渴，舌苔薄白滑，脉浮紧。

②风热犯肺证：咳嗽频剧，气粗或咳声嘶哑，痰黄黏稠难出，胸痛烦闷，伴有鼻流黄涕，身热汗出，口渴，便秘，尿黄，舌苔薄白或黄，脉浮或滑数。

③痰浊阻肺证：咳嗽，咳声重浊，痰多色白而黏，胸满窒闷，纳呆，口黏不渴，甚或呕恶，舌苔厚腻色白，脉滑。

④痰热郁肺证：咳嗽，喘息气促，胸中烦闷胀痛，痰多色黄黏稠，咯吐不爽，或痰中带血，渴喜冷饮，面红咽干，尿赤便秘，苔黄腻，脉滑数。

⑤寒饮伏肺证：咳嗽，喘逆不得卧，咳吐清稀白沫痰，量多，遇冷空气刺激加重，甚至面浮肢肿，常兼恶寒肢冷，微热，小便不利，舌苔白滑或白腻，脉弦紧。

（2）虚证（多见于缓解期及慢性迁延期）

①肺气虚证：咳嗽气短，痰涎清稀，反复易感，倦怠懒言，声低气怯，面色㿠白，自汗畏风，舌淡苔白，脉细弱。

②肺脾气虚证：咳嗽气短，倦怠乏力，咳痰量多易出，面色㿠白，食

后腹胀，便溏或食后即便，舌体胖、边有齿痕，舌苔薄白或薄白腻，脉细弱。

③肺肾气阴两虚证：咳喘气促，动则尤甚，痰黏量少难咯，伴口咽发干，潮热盗汗，面赤心烦，手足心热，腰酸耳鸣，舌红，苔薄黄，脉细数。

一、药物外治法

（一）中药贴敷疗法

🥣 处方 044

吴茱萸、白芥子、延胡索各 21g，细辛 12g，甘遂 6g，制附子 6g。

【用法】将药物研磨成粉末，把生姜榨成新鲜姜汁，将新鲜姜汁与水按 1：2 比例制成浓溶液，把浓溶液倒入药粉中和匀，搓成直径 1cm 大小的药丸，放在自粘性的敷贴中心，并把药丸压平。在患者身上标注好穴位，把带有药丸的敷贴中心对准穴位贴好，敷贴四周压紧，敷贴外面再加上纸胶加强固定，根据患者耐受情况，贴 2 小时左右。根据子午流注理论择时选穴，选择巳时（9：00—11：00）、亥时（21：00—23：00）；穴位选取：双侧定喘、肺俞、肾俞、脾俞、足三里及天突、大椎、膻中。

【适应证】慢性支气管炎急性发作期，中医辨证为风寒束肺夹痰湿，症见：咳喘气急，胸部胀闷，伴有恶寒或发热、无汗、口不渴、纳呆、呕恶、痞满，舌苔白滑，脉浮紧。

【出处】《新中医》2019，51（09）：278-280.

🥣 处方 045

斑蝥、白芥子、生甘遂、细辛、大戟、芫花、生马钱子、生南星、白芷、肉桂、干姜、补骨脂、高良姜、桃仁、红花、青黛、冰片各适量。

【用法】将上方除斑蝥、冰片、青黛外其他药物研细磨粉，加生姜汁、大蒜泥调和为药饼状，每穴取 5 毛钱铜钱大小，并蘸取由斑蝥、冰片、青黛等比例混合的粉末少许。在三伏天分别给予穴位贴敷，每一伏贴敷 1 次，共 3 次，每次贴敷 24~72 小时不等，以敷贴处皮肤有瘙痒、刺痛为宜。取穴：

天突、膻中、大椎、定喘（双）、膏肓（双）、肺俞（双），足三里（双）、三阴交（双）、丰隆（双）、脾俞（双）。

【适应证】慢性支气管炎缓解期患者，中医辨证为肺脾气虚证。

【注意事项】在治疗期间清淡饮食，避免烟酒、海鲜，少食辛辣刺激食品、冰冻食品，避免进食温热易发食物，如羊肉、狗肉等，避免空调直吹，影响治疗效果。

【出处】《中成药》2016，38（05）：1200–1203.

处方 046

大戟 80g，胆南星 80g，清半夏 80g，制麻黄 35g，桔梗 35g，地龙 35g，黄芩 35g，款冬花 27g，丁香 27g，沉香 27g，枇杷叶 27g，洋金花 15g，肉桂 15g，蛤蚧 15g，冬虫夏草 15g，红丹 250g，芝麻油 500g。

【用法】按黑膏药的传统熬制法制作，每张膏药重约 3g（如成人指肚大小为宜），取风门（双侧）、肺俞（双侧）、膻中穴，将膏药对准穴位贴敷，每 6 天换药一次，12 天为 1 个疗程。

【适应证】慢性支气管炎，中医辨证为肺肾两虚证，症见：短气息促，动则为甚，吸气不利，咯痰质黏起沫，脑转耳鸣，腰酸腿软，心慌，不耐劳累。或五心烦热，颧红，口干，舌质红，少苔，脉细数；或畏寒肢冷，面色苍白，舌淡胖、苔白，脉沉细。

【出处】《四川中医》1994，（07）：26–27.

处方 047

甘遂 10g、白芥子 20g、天竺黄 20g、胆南星 10g。主穴：大杼、肺俞、脾俞；配穴：丰隆、曲池、合谷。

【用法】以上药物均磨细封存，使用时用蜂蜜、鲜生姜汁调匀至膏状。操作方法：将 5g 左右的药膏制成直径 2cm、厚 0.5cm 的圆形药饼，置于橡皮膏中央的薄布上，贴于穴位处，贴敷时间以 6~8 小时为宜，个别皮肤敏感患者有贴敷处痒甚或灼痛，可提前去除药物。喘促甚者加贴定喘穴，胸闷不适者加膻中穴。每年从夏至开始，秋分结束，每周 1 次，三伏天治疗后，改为 10 天 1 次，1 年为 1 个疗程。

【适应证】慢性支气管炎，中医辨证为痰热郁肺证。

【出处】《甘肃中医学院学报》2006，23（3）：52-54.

处方 048

白芥子、延胡索、细辛、甘遂、川椒目。

【用法】将上药按 4：4：1：1：0.5 的比例研成细末。主穴取膻中、肺俞、天突、大椎。药末用鲜姜汁调成糊状，取适量置于特制抗过敏胶布上，贴于所选穴位上，初伏、中伏、末伏的第 1 天贴敷。

【适应证】慢性支气管炎急性发作期，中医辨证为风寒犯肺证、寒饮伏肺证。

【出处】《河南中医》2019，39（7）：1096-1098.

处方 049

延胡索、桑白皮、白前、莱菔子、白芥子、洋金花、川贝等量。

【用法】取上述中药等量研末，加蜂蜜少许调匀成膏状，制成厚 2mm、直径约 2cm 的圆形药饼，置于胶贴上，每伏第 1 天开始，连续 3 天，每天 10~14 时贴于双侧肺俞、膏肓、太溪、肾俞、丰隆穴，留置 4 小时后揭下。3 天为 1 个疗程，共 3 个疗程。

【适应证】慢性支气管炎慢性迁延期、缓解期。

【出处】《中国老年学杂志》2013，10（33）：4869-4870.

（二）灸法

处方 050

天灸膏：斑蝥、白芥子等量。

【用法】斑蝥、白芥子等量，分别研成细末，和匀，以 50% 二甲基亚砜调成软膏状，装瓶备用。取穴：头伏取大椎、肺俞、定喘、天突；中伏取脾俞、风门、膻中；末伏取肾俞、足三里、丰隆。患者取坐位，暴露治疗穴位处的皮肤，用酒精（75% 乙醇溶液）消毒后，将鲜生姜切成 2mm 薄片，直径以 1.5~2cm 为宜，在姜片中心处用三棱针穿刺数个小孔，将其置于穴位上。将艾绒自制成花生米大小的圆锥状艾炷，置于姜片中心，从上端点燃，燃至患者不能耐受的热度时，更换新艾炷续灸，以局部皮肤潮红为宜。再将医用胶布中间剪一小洞，直径约 15mm，贴于所取穴位上，成人放入约

1g 的天灸膏，小儿则用 0.3g 左右，用胶布固定。成人贴 3~5 小时，小儿贴 1.5~2 小时后揭下。贴药后不久局部皮肤会有灼热感，微有胀痛感，揭下膏药不久皮肤会出现水疱，并逐渐增大隆起，通常 2~3 天即逐渐干瘪结痂，尽量避免擦破。如果不慎擦破水疱，可局部涂擦湿润烧伤膏或其他烫伤膏等外用药，注意局部清洁一般不会感染，愈后不留瘢痕。

【适应证】慢性支气管炎各证型均可使用，寒型疗效优于热型。

【注意事项】贴药一定要选准穴位，并将药物集中，以免水疱分散；水疱过大时可用针灸针或一次性注射器从水疱底部刺破，注意不要使疱水到处流，应立即用干棉球吸干，以免引起其他部位出现水疱；治疗疗程中注意洗澡不要擦破贴药部位，忌食海鲜和生冷、刺激性食物；避免接触烟尘、禽毛兽皮、羽绒花粉、螨等易过敏环境；高热、瘢痕体质、肺结核等患者忌用。

【出处】《中国针灸》2009，29（03）：203-204.

处方 051

鲜生姜，督灸粉（白芥子、附子、肉桂、冰片等）。

【用法】将新鲜生姜打成姜泥，渗出的姜汁留取备用，姜泥需现打现用。操作方法：①向患者讲解治疗的目的以取得合作，患者取俯卧位露出脊背，认真评估局部皮肤情况。②施灸者先在患者督脉膀胱经上推运三遍，手蘸姜汁在背部涂擦一遍，以防患者突遇凉的姜泥而感不适，之后再沿脊柱撒一层督灸粉。③将宽 10cm、长约 40cm 的桑皮纸覆盖在药粉的上面，桑皮纸的中央对准督脉。④沿脊柱铺设姜泥，从大椎一直铺至腰骶部，宽 6~8cm，厚度 1.5~2cm，两端用卷成条的卫生纸围起以防姜汁溢出。⑤把艾绒捏成三角形放到姜泥上，底宽 3~3.5cm，尖高 3~3.5cm，然后从头端到尾依次点燃上中下三点，任其自燃自灭，待燃尽无烟时稍停 3 分钟再在原艾灰的上面放第 2 遍，加此共灸 3 遍。⑥第 3 遍燃尽后把余火压灭，用旧报纸折叠成宽 12~15cm 的长条覆盖在姜灰上，报纸上再用塑料薄膜盖上，而后盖上毛巾被保温 20~30 分钟。⑦依次揭掉覆盖物，清除姜泥。⑧全部结束后让患者喝一杯热水。20~30 天治疗 1 次，3~4 次为一个疗程。灸后皮肤红润，4~6 小时后慢慢起小水疱，第 2 天放掉水疱中的液体，灸瘢一般 3~5 天脱落。

【适应证】慢性支气管炎慢性缓解期、急性加重期，中医辨证为风寒犯肺证、寒饮伏肺证。

【注意事项】术后勿受凉，远离空调、电风扇，勿饮冷饮。

【出处】《河南中医》2013，33（12）：2208-2209.

处方 052

脐灸粉：苍耳子、苍术、肉桂各适量，磨成粉。

【用法】先以温开水调面粉成圆圈状（周长约 10cm，粗约 2cm），面圈的中间孔应与患者本人的脐孔大小一致（直径约 1.5cm）。操作步骤：患者取仰卧位，充分暴露脐部，用酒精（75% 乙醇溶液）在脐局部常规消毒后，将面圈绕脐一周，取少许麝香（如小米粒大）置于脐内（即神阙穴），然后取自制脐灸粉约 10g 填满脐孔，将艾炷（直径约 2cm，高约 2cm）置于药末上，连续施灸 10 壮（约 2 小时）。灸后用医用胶布固封脐中药末，2 天后自行揭下，并用温开水清洗脐部。每周治疗 2 次。

【适应证】慢性支气管炎迁延期，中医辨证为肺肾气虚型。症见：咳嗽、咯痰、喘息、恶风易感冒、腰膝酸软、舌质淡红，苔白滑，脉细弱。

【出处】《中医研究》2011，6（24）：69-70.

（三）穴位注射疗法

处方 053

选穴：华佗夹脊穴。药物：卡介菌多糖核酸注射液。

【用法】华佗夹脊穴位置在第 1 胸椎至第 5 腰椎，各椎棘突下旁开 0.5 寸，每侧 17 穴。取胸 1 至胸 4，各椎棘突下旁开 0.5 寸，每侧 4 穴，共 8 穴。每次左右对称各取 1 个穴位，8 个穴位轮流注射卡介菌多糖核酸注射液。操作：将选取的两侧夹脊穴皮肤进行常规消毒后，用 5ml 无菌注射器抽取 2ml 卡介菌多糖核酸注射液，快速将针刺入穴内皮下组织，缓慢向脊柱方向斜刺，探得酸胀等"得气"感应后回抽，如无回血，即可将药物推入，每穴注射 1ml。疗程：每周 3 次，3 个月为 1 个疗程。

【适应证】慢性支气管炎慢性迁延期，中医辨证为肺脾气虚证。

【出处】《中医临床研究》2012，4（21）：9-12.

🍵 处方 054

选穴：天突、定喘、尺泽、肺俞、肾俞、足三里。药物：核酪注射液。

【**用法**】取天突、定喘、尺泽、肺俞、肾俞、足三里。患者选择适当体位后，先将核酪注射液抽入注射器内，根据所取部位，选择 0.45mm × 16mm RWLB 型针头套于针管上，穴位处皮肤用酒精（75% 乙醇溶液）消毒后，右手持针快速刺入，缓慢提插，待患者有酸胀感且回抽无回血后，即可将药液慢慢注入，每穴注射 1ml。每周治疗 3 次，10 次为 1 个疗程。

【**适应证**】慢性支气管炎缓解期，中医辨证为肺气虚证。

【**注意事项**】严格遵守无菌操作规则，防止感染。使用穴位注射前，应该向患者说明本疗法的特点和注射后的一些反应，如注射局部出现酸胀感、4~8 小时内局部有轻度不适，或不适感会持续较长时间，但是一般不超过 1 天。

【**出处**】《上海针灸杂志》2016，35（05）：530-533.

（四）中药灌肠疗法

🍵 处方 055

白芥子 12g，莱菔子 12g，紫苏子 12g，半夏 8g，茯苓 10g，陈皮 10g，地龙 10g，旋覆花 10g，代赭石 10g，牛蒡子 10g，射干 10g。

【**用法**】上述药物水煎取汁 100ml，将药汁 25ml 抽取至注射器中，在注射器顶端接一次性灌肠软管，将药物温度控制在 37~38℃，在患者肛门周围涂擦适量石蜡油，将灌肠管缓慢插入肛门 13~17cm，徐徐推入药物，然后缓慢拔出灌肠管，每天 2 次。

【**适应证**】慢性支气管炎慢性迁延期、急性加重期，中医辨证为痰热郁肺证。

【**出处**】《中国中西医结合儿科学》2015，7（03）：266-267.

（五）沐浴法

🍵 处方 056

柴胡 15g，杏仁 15g，枇杷叶 25g，黄芩 15g，陈皮 15g，百部 20g，胡椒 15g，木鳖子 10g，桃仁 10g，细辛 20g，白芥子 25g，明矾 15g。

【用法】上药加水 3000ml，煎取药液 1000~2000ml，再加水 2000ml，煎取药液 1000ml，将两次药液倒入足浴盆，药液一般以淹过足踝关节为好，趁热濯洗、浸泡双足，药液温度以能耐受为度，稍偏热，一剂药液可连续使用 3~5 次。每次濯洗浸泡双足 30~40 分钟，每天 2~3 次，7~10 天为 1 个疗程。药物可随症加减：气短患者加生麻黄、白术、山药等，咳嗽、黄稠痰者加鱼腥草、川贝、艾叶等。

【适应证】慢性支气管炎缓解期、慢性迁延期、急性加重期。

【出处】《双足与保健》1999，（04）：23–24.

处方 057

防风、白术、黄芪、山药、淫羊藿、肉桂、肉苁蓉适量。

【用法】上药按一定比例配制研末装袋，每袋 1000g，外用棉纱布包装成袋备用。用时将药末连同药袋一并置入约 5000ml 水中煎煮半小时，取汁，再将药汁置入消毒后的浴盆里，加入适量温水，水量以能使全身浸入为准。每周洗 6 次，每次用药 1 袋，每次泡浴时间 1 小时。首次治疗时间 20 分钟，以后逐次增加时间，至 1 小时为止，1 个月为 1 个疗程。

【适应证】慢性支气管炎，中医辨证为肺肾气虚证，症见：咳嗽、咯痰、喘息、恶风易感冒，腰膝酸软，舌质淡红，苔白滑，脉细弱。

【注意事项】洗浴时，要注意保暖，避免受风寒，切勿用肥皂等物一并洗浴。必要时，患者可在接受治疗前先清洁洗浴。药浴完毕，勿再用清水冲洗身体，可用湿毛巾拭干皮肤，空腹及饭后半小时内不宜洗泡。

【出处】《湖北中医杂志》2014，36（02）：34–35.

（六）药罐疗法

处方 058

蛤蚧 10g，麦冬 12g，五味子 6g，百合 9g，苦杏仁 6g，瓜蒌 9g，麻黄 6g，紫菀 9g，甘草 6g。

【用法】选穴：肺俞、脾俞、胃俞、肾俞、中府、志室。将以上药物打粉制成膏药（厚度 2mm，直径约 25mm），确定相应的穴位。拔罐区域以酒精（75% 乙醇溶液）消毒、晾干。将外用平喘膏均匀平敷在需拔罐穴位上。

以负压抽吸罐中空气，使之达到负压状态。留罐 20 分钟，起罐。以无菌棉球清除药物。拔罐处 30 分钟内不得用冷、热水处理。每天治疗 1 次，5 天为 1 个疗程，每疗程结束后休息 2 天，共治疗 3 个疗程。

【适应证】慢性支气管炎，中医辨证为肺肾气阴两虚证。

【出处】《中国中西医结合杂志》2006，（11）：984-987.

二、非药物外治法

（一）针刺疗法

处方 059

大椎、肺俞、膏肓、膈俞、合谷、列缺。

如伴痰白量多者，加太渊、丰隆；如伴痰黄黏稠、黄腻者，加尺泽、支沟等；如伴气喘明显者，加膻中、支沟等；如伴咽干思饮、咳嗽无痰或咯痰不爽者，加太溪；如伴鼻塞、流稀涕、打喷嚏者，加风门、印堂。

【适应证】慢性支气管炎急性加重期。

【操作】毫针刺法。

【注意事项】对空腹、拒针等患者应慎重，以防发生晕针；身体极度虚弱、大汗、大出血、病情危重（急救除外）的患者不宜针灸；进针、行针时多与患者交流，细心观察患者表情变化，掌握不同患者耐受程度，留针过程中加强巡视。

【出处】《神灸经纶》。

处方 060

背三针：大杼、风门、肺俞。

配穴：风寒束表加手三针以祛风宣肺；风热犯肺加大椎、曲池、尺泽以祛风清热；痰湿阻肺加足三里、丰隆以化痰止咳；肺肾阴虚加肾俞、膏肓、太溪以滋阴降火；脾肾阳虚加脾肾、肾俞、关元、足三里以培补脾肾。

【适应证】慢性支气管炎急性加重期、慢性缓解期。

【操作】毫针刺法。

【注意事项】对空腹、拒针等患者应慎重，以防发生晕针；身体极度虚弱、大汗、大出血、病情危重（急救除外）的患者不宜针灸；进针、行针时多与患者交流，细心观察患者表情变化，掌握不同患者耐受程度，留针过程中加强巡视。

【出处】刘刚.《靳三针疗法》化学工业出版社.

（二）拔罐疗法

处方 061

肺俞、定喘、大椎、膻中及足膀胱经的背部穴位。痰多可加丰隆、阴陵泉。

【操作】拔罐后将罐子吸置于施术部位 10~15 分钟，然后将罐起下。

【适应证】慢性支气管炎、支气管哮喘缓解期。

【注意事项】注意勿灼伤或烫伤皮肤，时间不宜太久，一般 10~15 分钟，如有皮肤起水疱者用消毒纱布敷好。皮肤有过敏、溃疡、水肿、高热抽搐者及孕妇不宜拔罐。

【出处】《中国社区医师》2015，31（24）：82，84.

（三）刺络拔罐疗法

处方 062

大椎、风门、定喘、肺俞、脾俞、肾俞等 6 个穴位及其周围约 5cm 范围。

【操作】用酒精棉球（75%）消毒皮肤后，用梅花针叩刺上述部位，以皮肤潮红或稍有出血为佳，时间约 10 分钟。叩刺结束后，运用闪火法在上述各穴位上拔火罐，留罐 12 分钟左右后起罐，用消毒纱布擦净血迹即可。

【适应证】慢性支气管炎急性发作期，急性支气管炎。

【注意事项】刺络操作时，手法宜轻、稳、准、快，操作后仔细观察患者反应。留罐时嘱患者切勿移动体位，以防将吸稳后的火罐滑落。拔罐后需经常询问患者感觉，如感觉过紧、灼痛不适可能是吸拔力过大，此时宜起罐重拔或改用小罐。起罐后局部潮红、瘙痒，嘱患者不可挠抓，经数小时或数日后可消散。拔罐后局部皮肤出现水疱、水珠、出血点、瘀血等现象均属正常反应，是利用其较强的刺激作用，达到治疗目的。经治疗后 8 小时内不宜洗澡。

【出处】《光明中医》2015，30（05）：1091-1092.

（四）耳针疗法

处方 063

肺、脾、肾、气管、神门、肾上腺、皮质下。

【操作】每次取 2~3 穴，毫针刺，用中、强刺激。

【适应证】慢性支气管炎。

【出处】刘刚.《靳三针疗法》化学工业出版社.

（五）耳穴贴压疗法

处方 064

耳穴肺、脾、肾、气管、支气管、内分泌、平喘、过敏点、大肠。

【操作】耳部用酒精（75%）擦拭消毒，用粘附王不留行籽的耳穴贴逐一压贴上述穴位，嘱患者每天按压耳穴 4~6 次，每次 10 分钟左右，5 天后（夏季 3~4 天）取下，间隔 2 天后同法压贴对侧耳穴，两耳交替。1 个月为 1 个疗程，治疗 2 个疗程。

【适应证】慢性支气管炎。

【出处】《中国中医药信息杂志》2010，17（10）：12-13.

（六）穴位埋线疗法

处方 065

主穴：大椎、风门、肺俞、定喘。

配穴：痰湿型加脾俞、丰隆；痰热型加外关、大杼；气虚型加气海、肾俞。以症状配穴：以咳为主加孔最；以喘为主加鱼际；血瘀明显加膈俞。

【操作】常规消毒穴位局部皮肤，将 4 号医用可吸收羊肠线剪至 0.5cm、1cm 两种长度备用，根据患者穴位组织厚薄选取相应长度的羊肠线一段，穿入 8 号一次性注射器针头后快速刺入穴位，背部穴位斜向脊柱方向，其余穴位直刺达肌层，有酸麻胀感之后，缓慢边推针芯边退针管，把羊肠线留置穴位内，肠线不得露出皮肤，出针后，用消毒干棉球按压针孔 1 分钟，以防出血。每周 1 次，3 次为 1 个疗程。

【适应证】慢性支气管炎。

【注意事项】告知患者 3 天内不洗澡，治疗期间避免吃辛辣食物。

【出处】《中医临床研究》2012，4（05）：86–87.

（七）针刀疗法

处方 066

T_2~T_3、T_3~T_4 棘突及周围。

【操作】根据 X 线片提示的 T_3 位置情况和触诊 T_3 上、下、左、右的情况，其针刀治疗方法略有不同：

T_3 有旋转移位或前后方移位（根据针刀医学影像学读片方法读片），针刀的治疗方法：让患者俯卧，在 T_2 和 T_3 棘突间定一点，在 T_3~T_4 棘突间定一点和相应的两侧各旁开 1~1.5cm 定 4 个点（也就是在肋横突关节囊的部位）。在这 6 个点处垂直进针刀，刀口线一律和人体纵轴平行，棘突间的两刀深度达椎管外约 3mm，针刀沿棘突上侧边缘，然后调转刀口线和人体纵轴垂直，用切开剥离法，将棘间韧带松解 1~3 刀，两侧 4 点，深度均达到肋横突关节囊，刀口线略微转动，至于肋横突关节间隙，将肋横突关节囊切开 2~3 刀，然后 6 支针刀逐一拔出，待贴好创可贴后，用手压迫各针孔 2~3 分钟。

T_3 的上、下、左、右有压痛，或结节或条索，针刀的治疗方法：让患者俯卧，在其压痛点或结节、条索处定若干点，在各点处进针刀，刀口线均和人体纵轴平行，深度可达肋横突关节骨面，如在横突之间深度也不得超过肋骨的外侧面，如在棘突之间深度达椎管外 3mm 以上，各点针刀达到相应深度后，有疼痛的点则进行纵行剥离法和横行剥离法，有结节和条索者则进行纵形切开法或瘢痕刮除法。进针刀部位应严格消毒：用碘酒消毒后，再用酒精脱碘，然后铺无菌洞巾。治疗结束后，进针刀部位贴创可贴，3 天后将创可贴去掉。针刀治疗 10 天一次，治疗次数以 3 次为限，3 次治疗后无明显效果者停止治疗。护理：如属胸椎错位则在针刀治疗后，让患者胸部保持中立位并持续一周，必要时卧床，属软组织损伤则注意不要让胸部软组织过度劳累即可。

【适应证】慢性支气管炎迁延期。

【注意事项】针刀操作过程中，若患者出现晕针情况，可进行如下处理：①立即让患者躺在治疗床上，注意保暖，一般2~3分钟后血压即可回升，面色转正常，头晕减轻，心中平静，不再欲吐，一般15分钟左右可恢复正常。②极个别经上述方法处理无效者，施术者立即掐其人中、双内关、外关穴，一般很快可恢复。③经上述处理无效者，立即应用中西医药常规急救处理。此种情况极少，但必须注意。

【出处】田存好.针刀治疗慢性喘息型支气管炎的临床疗效观察［D］.北京中医药大学，2007.

综合评按：古代中医文献中没有慢性支气管炎这一病名，根据本病的临床表现和特点，当属中医学的"咳嗽""痰饮""喘证"等病的范畴。慢性支气管炎的发生和发展与脏腑功能失调与衰退，特别是肺、脾、肾功能的失调与衰退有着极为密切的关系。中医对于本病的治疗，其大法多为虚则补之，实则泻之，虚实夹杂则标本兼治。中医外治疗法在本病的治疗中发挥着重要的作用，对于慢性支气管炎临床缓解期可提高机体免疫能力、抑制慢性支气管炎的急性发作，急性加重期配合使用中医外治法可有效减轻咳嗽、咯痰等临床症状，体现了中医药整体调节、因人因时因地制宜的特色。外治中药通过经络的感传影响多层次生理功能，它们之间产生相互激发和协调作用，而致生理上的放大效应，具有多重效应、多靶点调节的优势，且规避了药物副作用的弊端，充分体现了中医"未病先防，已病早治"的观点。中医外治慢性支气管炎主要采用以穴位为主的穴位贴敷、灸法、穴位注射、药罐、针刺、埋线等方法，配合中药同时或单独使用一种或多种方法，安全有效、简便易行，虽有一定的创伤，如果加强护理，多可取得良好的治疗效果。

第四节　肺炎

肺炎是由病原微生物（如细菌、病毒、真菌、支原体、衣原体、立克次氏体、寄生虫等）或其他因素（如放射线、化学损伤、免疫损伤、过敏及药物等）引起的终末气道、肺泡腔及肺间质的炎症。其中细菌性肺炎最常见，也是最常见的感染性疾病之一。临床表现为寒战、高热、咳嗽、咯痰、胸痛、呼吸困难。本病可归属于中医的"咳嗽""喘证""喘嗽"等病证范畴。

1. 临床诊断

肺炎的诊断程序包括确定肺炎诊断、评估严重程度和确定病原体三方面。本病根据病史、症状和体征，结合 X 线检查和痰液、血液检查，不难做出明确诊断。病原菌检测是确诊各型肺炎的主要依据。如果肺炎的诊断成立，评价病情的严重程度对于决定在门诊或入院治疗甚或 ICU 治疗至关重要。肺炎严重性取决于三个主要因素：局部炎症程度、肺部炎症的播散和全身炎症反应程度。如果肺炎患者需要通气支持（急性呼吸衰竭、气体交换严重障碍伴高碳酸血症或持续低氧血症）、循环支持（血流动力学障碍、外周低灌注）和加强监护和治疗（肺炎引起的脓毒症或基础疾病所致的其他器官功能障碍）可认为属重症肺炎。

2. 中医分型

（1）邪犯肺卫证：发病初起，咳嗽，咯痰不爽，痰色白或黏稠色黄，发热重，恶寒轻，无汗或少汗，口微渴，头痛，鼻塞，舌边尖红，苔薄白或微黄，脉浮数。

（2）痰热壅肺证：咳嗽，咯痰黄稠或咯铁锈色痰，呼吸气促，高热不退，胸膈痞满，按之疼痛，口渴烦躁，小便黄赤，大便干燥，舌红苔黄，脉洪数或滑数。

（3）热闭心包证：咳嗽气促，痰声辘辘，烦躁，神昏谵语，高热不退，甚则四肢逆冷，舌红绛，苔黄而干，脉细滑数。

（4）阴竭阳脱证：高热骤降，大汗肢冷，颜面苍白，呼吸急迫，四肢厥冷，唇甲青紫，神志恍惚，舌淡青紫，脉微欲绝。

（5）正虚邪恋证：干咳少痰，咳嗽声低，气短神疲，身热，手足心热，自汗或盗汗，心胸烦闷，口渴欲饮，或虚烦不眠，舌红，苔薄黄，脉细数。

一、药物外治法

（一）中药贴敷疗法

处方 067

白芥子、延胡索、甘遂、细辛、大黄、黄芩。

【用法】将上述药物磨成细粉，用蜂蜜调和后进行穴位贴敷。所选穴位主要有：大椎、肺俞、大杼、风门、脾俞等。每天贴敷 1 次，每次贴敷 4~6 小时（对于皮肤敏感者，可缩短贴敷时间），连续贴敷 1 周为 1 个疗程。

【适应证】肺炎。

【出处】《当代医药论丛》2014，12（19）：31-32.

处方 068

吴茱萸。

【用法】吴茱萸适量，用陈醋调制，直径约 1cm，贴敷双足底涌泉穴，贴敷时间 4~6 小时，每天 1 次，疗程 1~4 天。

【适应证】婴幼儿肺炎，中医辨证为邪犯肺卫证合并胃肠功能紊乱（具有腹泻症状）。

【注意事项】贴敷穴位处的皮肤有破溃者、高度过敏体质者禁用。

【出处】《四川解剖学杂志》2018，26（04）：46-47.

处方 069

半夏 6g，黄麻 6g，枇杷叶 10g，薄荷 10g，藿香 12g，紫苏子 12g，枳实 12g，黄芩 15g，大青叶 20g，鱼腥草 30g。

【用法】将所有药物磨成细末，加上麻油或凡士林，在穴位敷贴之前需用火罐拔吸，并用姜蘸上白酒擦拭皮肤，最后用药物外敷。贴敷时，结合患儿病情选取天突、膏肓、膻中、肺俞穴，取黄豆般大小药糊，涂抹在医用的自粘敷料中间，而后将其粘贴在所选穴位上，每次贴敷 6~8 小时，每天 1~2 次（2 次间隔时间需超过 4 小时），贴敷 3 天为 1 个疗程。

【适应证】肺炎患儿，中医辨证为痰热壅肺证。

【出处】《中医临床研究》2015，7（30）：75-76.

处方 070

肉桂 12g，丁香 16g，制川乌 15g，乳香 15g，没药 15g，当归 30g，红花 30g，赤芍 30g，透骨草 30g。

【用法】将上述药物研成粉末，过 100 目筛，加少量醋调成膏状，取适量膏体置于一次性无纺布穴位贴内，药物内径约 2cm×2cm 大小，将其贴于肺俞（双侧）及阿是穴（双侧肺部湿啰音显著处各 1 个），每天 1 次，每次 2~3 小时，5~7 天为 1 个疗程。

【适应证】0~3 个月婴儿肺炎，中医辨证为邪犯肺卫证。

【注意事项】体重 <2500g 或胎龄 <37 周患儿、有严重先天性疾病患儿禁用。

【出处】《陕西中医药大学学报》2019，42（02）：85-87.

处方 071

神阙贴（组成：医用胶布、远红外粉和水溶性基质）。

【用法】取神阙贴贴于神阙、膻中、天突、肺俞等穴位。

【适应证】婴幼儿肺炎，中医辨证为正虚邪恋证。

【注意事项】穴位贴敷前，局部皮肤以酒精（75%）棉球清洁。如出现皮肤局部红痒，可暂停使用并采用外用药膏对症处理。

【出处】《内蒙古中医药》2012，31（15）：80-81.

处方 072

肺炎外敷方：大黄、黄芩、黄连、黄柏、薄荷、桃仁。

【用法】将上述药物烘干后研成细末，用蜂蜜调和后外敷于患者胸部湿啰音较为明显的部位，可每天外敷 1 次，每次敷 3 小时左右，连续外敷 5 天为 1 个疗程。

【适应证】肺炎患者，中医辨证为痰热壅肺证。

【出处】《当代医药论丛》2014，12（19）：31-32.

处方 073

敷背散：大黄粉、芒硝粉、大蒜泥按重量 4∶1∶4 的比例配伍。

【用法】取敷背散以适量温开水调成膏状，取适量的药膏平摊于敷料上，厚薄适中（0.3~0.5cm）；嘱患儿取坐位，将摊好的敷背散敷在除脊柱外的背部对应肺部的体表位置，或背部听诊湿啰音密集处，加盖治疗巾；根据不同年龄选择敷药时间，6个月≤年龄≤1岁每次10分钟，1岁<年龄≤2岁每次15分钟，2岁<年龄≤5岁每次20分钟，5岁以上每次25分钟，以皮肤潮红为度。每天1次，连用7天。

【适应证】6个月≤年龄<12周岁的小儿肺炎，中医辨证为痰热壅肺证。

【注意事项】治疗部位有皮损、溃疡等症状者、重症肺炎患儿，合并有严重营养不良、佝偻病、哮喘及心、肝、肾和造血系统等严重原发疾病者禁用。

【出处】《广西中医药》2016，39（02）：24-26.

🦪 处方 074

炎清膏（防风、藿香、赤芍酒、大黄、莪术、皂荚、射干、紫花地丁、蒲公英、白芥子）。

【用法】在肺炎发生部位对应的体表进行塌渍，每次2~3小时，每天1次。连续治疗10天，10天后未痊愈者继续治疗。

【适应证】老年肺炎患者，中医辨证为痰热壅肺证。

【出处】《长春中医药大学学报》2009，25（04）：525-526.

🦪 处方 075

大黄、芒硝。

【用法】大黄、芒硝按2∶1比例研面，用粗汁调和，外敷于肺部湿啰音最明显且与体表相对应部位，用红外线治疗仪照射20分钟，每天1次，照射结束后将药物擦拭掉，连续治疗10天。

【适应证】肺炎，中医辨证为痰热壅肺证。

【出处】《世界科学技术－中医药现代化》2015，17（12）：2603-2607.

（二）中医定向透药治疗

🦪 处方 076

肺炎消散贴（黄芪、麻黄、细辛、半夏、丁香、吴茱萸、白芥子、肉桂、附片、白芷）。

【用法】将一次性皮肤理疗电极片贴敷于患者双侧肺俞穴处，应用中医定向透药治疗仪对其进行治疗。将治疗的温度设定为 37~38℃，将治疗的强度设定为 6~15Hz/min。每次治疗 25 分钟，1 次 / 天，连续治疗 7 天。

【适应证】肺炎患者，中医辨证为邪犯肺卫证。

【注意事项】患有支气管扩张、哮喘、肺脓肿、心力衰竭、肺水肿或慢性阻塞性肺疾病者禁用；患有精神疾病者慎用。

【出处】《当代医药论丛》2019，17（23）：172–173.

处方 077

麻黄、杏仁、生石膏、川贝母、金银花。

【用法】选麻黄、杏仁、生石膏、川贝母、金银花等，研碎加入蜂蜜、鲜姜汁调制成膏状，密封保存，取 4g 药膏敷于肺俞，采用中医定向透药治疗仪透药治疗，30 分钟 / 次，2 次 / 天。连续治疗 10 天为 1 个疗程。

【适应证】肺炎患儿，中医辨证为痰热壅肺证。

【注意事项】合并心肝肾功能不全、智力发育落后或障碍，造血、凝血功能障碍者慎用。

【出处】《实用中医内科杂志》2019，33（05）：25–28.

处方 078

邪犯肺卫证选择金银花 10g，鱼腥草 10g，丝瓜络 10g，连翘 10g；风寒闭肺型选择桂枝 10g，杏仁 8g，法半夏 8g，细辛 3g；痰热壅肺证选择白芥子 6g，苏子 10g，茯苓 10g，陈皮 10g。

【用法】将特制的药贴与耦合剂平铺于中医定向透药仪的电极板上，紧贴于患儿双侧肺俞穴上，接通电源，设定"按摩 + 导入"治疗模式，透药仪频率设定为 1250~4000Hz，热疗温度设定在 30~50℃，1 次 / 天，治疗 1 周。

【适应证】肺炎患儿，中医辨证为邪犯肺卫证、痰热壅肺证。

【出处】《内蒙古中医药》2019，38（06）：116–117.

处方 079

金银花 200g，杏仁 100g，生石膏 300g，麻黄 100g，蒲公英 100g，鱼腥草 100g，桔梗 200g，川贝母 100g。

【用法】先将中医经皮给药治疗仪打开，其中 1 岁以内患儿参数选用 3~4，1~3 岁患儿参数选用 5~6，4~7 岁患儿参数选用 7~8；再将制作好的中药片分别贴在肺俞穴，并采用电极板进行固定，实施经皮给药治疗，每次 20~30 分钟，每天 1~2 次；治疗结束后，将电极板取下，对于无反应者，可将中药片保留 24 小时。

【适应证】小儿肺炎，年龄 5 个月 ~6 岁，中医辨证为痰热壅肺证。

【出处】《中医研究》2013，26（02）：30–31.

（三）温药熨疗法

🥣 **处方 080**

丁香、决明子、藿香、胡椒、粗盐。

【用法】丁香、决明子、藿香、胡椒、粗盐按重量 1：1：1：0.6：2.5 的比例混合加热拌炒 15 分钟，待冷却后装布袋中备用，使用前用微波炉预热到 40℃左右，予温药烫熨大椎、肺俞（双侧）、膻中，每次 15 分钟。每天 1 次，连用 7 天。

【适应证】小儿肺炎，6 个月 ≤年龄 <12 周岁者。中医辨证为邪犯肺卫证。

【注意事项】治疗部位有皮损、溃疡等症状者，重症肺炎患儿，合并有严重营养不良、佝偻病、哮喘及心、肝、肾和造血系统等严重原发疾病者禁用。

【出处】《广西中医药》2016，39（02）：24–26.

（四）中药灌肠疗法

🥣 **处方 081**

大承气汤：大黄 12g（后下），芒硝 8g，厚朴 24g，枳实 5g。

【用法】将上述药物浓煎取汁 200ml，加热至 37~38℃，行中药保留灌肠，灌肠后并协助患者平卧位并抬高臀部，使灌肠液在体内保留 1 小时以上，每天 1 次，治疗 7 天。

【适应证】重症肺炎，中医辨证为热闭心包证。

【出处】《中国中医急症》2018，27（03）：459–461，490.

处方 082

升降散：僵蚕 6g，蝉蜕 3g，姜黄 3g，制大黄 12g。

【用法】取上药浓煎取药汁 200ml，每次取 100ml 加灭菌注射用水至 200ml，温度 39~41℃，调匀药液，保留灌肠，2 次/天，7 天为 1 个疗程。

【适应证】重症肺炎，中医辨证为痰热壅肺证。

【出处】《实用临床医药杂志》2020，24（01）：69-72，77.

处方 083

金银花 20g，鱼腥草 20g，沙参 20g，百合 20g，蒲公英 15g，麦冬 10g，川芎 10g，桔梗 10g。

【用法】将上述药物放置于砂锅中，加冷水 400ml，浸泡 30 分钟，然后用文火煎 30 分钟，取汁 200ml；二煎加水 200ml，取汁 100ml。混合 2 次煎液，用纱布过滤备用，安排患者于晚间睡前进行保留灌肠。治疗前嘱患者排空二便，对肛门进行常规清洗消毒后，取合适卧位，用小枕抬高臀部 10cm 左右，暴露肛门。一次灌入液量以 150~200ml 为宜，药量应根据患者的耐受情况逐渐加量。按常规灌肠操作法，肛管插进深度为 25~35cm，速度 30 滴/分钟，以患者感觉下腹无异常为宜，灌肠完毕即休息，嘱咐患者尽量保留药液 1 晚。12 天为 1 个疗程。

【适应证】重症肺炎合并脓毒血症患者，中医辨证为痰热壅肺证。

【出处】《现代中西医结合杂志》2017，26（35）：39493-951.

处方 084

黄连 10g，黄柏 10g，栀子 10g，大黄 10g，厚朴 10g，枳实 10g，芒硝 6g。

【用法】上述药物煎至 300ml，取药液 150ml，待药液温度降至 38~39℃时进行灌肠。按常规灌肠操作法，灌肠管插入深度 20~25cm，调节滴速 30~40 滴/分钟，灌肠后保留 1 小时左右，每天 2 次，于早 7 点、晚 7 点进行。治疗 7 天。

【适应证】重症肺炎，中医辨证为热闭心包证合并胃肠功能障碍者。

【注意事项】有消化道恶性肿瘤或胃肠道手术切除史者、有灌肠禁忌证者、合并凝血功能障碍及血液系统疾病者、对治疗药物过敏或存在禁忌证者禁用。

【出处】《新中医》2020，52（03）：25-28.

处方 085

加味五虎汤加减：石膏、桑白皮、瓜蒌、黄芩各 10g，麻黄、杏仁、甘草 5g 等。

【用法】上述药物共研细末，加水调匀。每天分上午、下午两次保留灌肠。每次取药液 20~50ml，将其温度控制在 37~38℃，根据中药液量选择合适注射器抽取药液，连接一次性直肠给药管，在给药管涂润滑油，然后缓慢推入直肠。给药后迅速用纸巾捂住患儿肛门，臀部略抬高，侧卧位休息。

【适应证】小儿肺炎，中医辨证为痰热壅肺证。

【注意事项】给药前，嘱患儿尽量排空大便，使药液与肠道黏膜的接触面积增加，让孩子不要紧张，切忌强行给药。灌肠后尽量保留 30 分钟，持续保留效果更好。

【出处】《陕西中医》2017，38（10）：1360-1361.

（五）中药离子导入法

处方 086

麻黄颗粒 6g，苦杏仁颗粒 10g，鱼腥草颗粒 10g。

【用法】将上述颗粒兑入温开水 5ml，浸湿衬垫贴于患者背部肺区皮肤，直流电离子导入（20 分钟），每天 1 次，7 天为 1 个疗程。

【适应证】肺炎，中医辨证为痰热壅肺证。

【注意事项】禁忌证：严重心、脑、肝、肾、消化、内分泌疾病、精神疾病、合并其他部位感染的患者；妊娠及哺乳期妇女；合并精神类疾病者；酗酒或吸毒者；对涉及的药物过敏者。

【出处】《中国中医急症》2019，28（02）：276-279.

处方 087

石膏、杏仁、麻黄、甘草、儿茶。

【用法】将石膏、杏仁、麻黄、甘草、儿茶等药物按照 4：2：1：1：1 的比例制成直径为 2~3cm、厚度约为 0.4cm 的药饼，将药饼贴敷于双侧肺俞穴、天突穴及膻中穴，然后将离子导入治疗仪电极两端分别放置于穴位两端，1 次 / 天，30 分钟 / 次，连续治疗 7 天。

【适应证】肺炎患儿，中医辨证为痰热壅肺证。

【注意事项】对涉及的药物过敏者禁用。

【出处】《吉林中医药》2020，40（02）：190–192.

处方 088

桃仁、红花、丹参、川芎、当归、白芥子各 20g，冰片 6g。

【用法】上药加适量清水煮沸后用文火再煎煮 20 分钟，取汁 300ml，取中药煎液适量浸渍于药物衬垫（5~6 层绒布，约 10cm×5cm）上，包裹 2 个铅板电极，放置肺炎渗出处的相应体表位置上，用沙袋压住固定。接通离子导入仪，刺激强度以患者感觉舒适为度，一般有微弱针刺感即可。每次 20 分钟，每天 1 次，10 天为 1 个疗程，治疗 2 个疗程。

【适应证】肺炎，中医辨证为痰热壅肺证。

【注意事项】对涉及的药物过敏者禁用。

【出处】《中国现代医生》2009，47（21）：111–112.

（六）穴位注射疗法

处方 089

喘可注射液。

【用法】选足三里、肺俞等作为主穴，选曲池、大椎穴为配穴。分别选取一个主穴位和配穴位，注射喘可治注射液。按年龄和体重，每穴每次注射 0.5~1ml，1 次 / 天，两组患者均治疗 2 个星期。

【适应证】肺炎，中医辨证为正虚邪恋证。

【出处】《中医临床研究》2019，11（04）：30–31.

二、非药物外治法

（一）针刺疗法

🥣 处方 090

天枢、足三里、下巨虚、中脘、内关、气海、关元、合谷。

【操作】除气海、关元行补法外，其余均行泻法，每天 1 次。治疗 2 周。

【适应证】老年肺炎肺热肠燥证，患者肺感染诊断明确继而出现腹胀排便费力、硬或稀便、排便次数＜ 2 次 / 周，甚至腹平片可见肠梗阻表现。

【注意事项】合并心、肝、肾等机体重要器官严重障碍者，对针灸治疗无法耐受者，凝血功能障碍或精神异常患者慎用。

【出处】《天津中医药》2012，29（01）：39-41.

🥣 处方 091

足三里。

【操作】患者仰卧，针刺足三里穴，连接低频电子脉冲治疗仪，30 分钟 / 次，1 次 / 天，连续治疗 5 天。

【适应证】肺炎患者，中医辨证为正虚邪恋证。

【出处】《黑龙江医学》2019，43（12）：1468-1469.

（二）拔罐疗法

🥣 处方 092

肩胛间区及肺部听诊湿啰音密集处。

【操作】拔罐前玻璃罐用酒精（75%）棉球反复擦拭，医师双手洗净消毒，根据不同年龄患儿选择大小合适的罐；拔罐时室内温度适宜，避免吹风受凉，选择患儿舒适、医师便于操作的治疗体位。用闪火法将罐吸拔于背部肩胛间区及肺部听诊湿啰音密集处，随即取下，再吸拔，再取下，反复吸拔至局部皮肤潮红，或罐体底部发热为度，闪罐后留罐 1 分钟。每天 1 次，连用 7 天。

【适应证】小儿肺炎，6 个月 ≤ 年龄 <12 周岁者，中医辨证为痰热壅

肺证。

【注意事项】治疗部位有皮损、溃疡等症状，重症肺炎患儿，合并有严重营养不良、佝偻病、哮喘及心、肝、肾和造血系统等严重原发疾病者禁用。

【出处】《广西中医药》2016，39（02）：24-26.

处方 093

风热袭肺证，取大椎、肺俞、风门、大杼、肺底部阿是穴；痰热壅肺证，取肺俞、风门、大杼、脾俞、肾俞、大肠俞、肺底部阿是穴；痰湿阻肺证，取肺俞、风门、大杼、脾俞、肾俞、肺底部阿是穴。

【操作】患者取俯卧位或坐位，操作者站在患者右侧，定穴、取穴，询问患者感觉；取大小合适的火罐，罐口应光滑、无裂痕，用止血钳夹取酒精（95%）棉球点燃，用闪火法在罐内中下端环绕 1~3 圈后立即将罐扣在背部所选部位，吸附于皮肤表面，轻轻试拔不脱落，注意保暖。起罐时，一手扶住罐体，另一手拇指或食指按住罐口周围皮肤，使空气进入罐内即可顺利起罐。根据左右配对法配穴。每天 1 次，留罐 10~15 分钟，连续 10 天。

【适应证】肺炎患者，中医辨证为邪犯肺卫证、痰热壅肺证。

【注意事项】发热、呼吸困难者待体温降转至正常范围，呼吸困难改善、无发绀、一般情况好时再开始拔罐；对于重症肺炎合并脓胸、脓气胸、肺大泡、心力衰竭、呼吸衰竭者，合并其他严重心脏疾病、自身免疫性疾病、内分泌疾病或慢性消耗性疾病者，或合并造血系统及肝、肾等严重原发病及精神病患者，皮肤有溃疡、过敏、水肿者，不宜拔罐。

【出处】《实用临床医药杂志》2013，17（22）：113-114.

处方 094

①尺泽、孔最；②中府、肺俞。

【操作】取双侧穴位，两组穴位交替使用，其中尺泽穴、孔最穴进行刺络拔罐操作（操作方法：充分暴露穴位所在部位，用安尔碘皮肤消毒剂常规消毒以上部位，然后用 8 号一次性使用无菌注射针头对准穴位针刺两下后，根据患者身型选取合适火罐 2 个，用闪火法燃烧罐内空气后对准所刺穴位进行吸拔，5 分钟后取罐，清洗火罐及穴位周围皮肤后再用安尔碘皮肤消毒剂进行消毒）；中府穴、肺俞穴进行不留针针刺（操作方法：充分暴露穴位所在部位，用安尔碘皮肤消毒剂常规消毒以上部位，用1寸无菌针灸针针刺所选穴位，得气后行捻转平补平泻法，持续1分钟后出针，迅速按压穴位10秒）。1天1次，7天为1个疗程，治疗2个疗程。

【适应证】肺炎患者，中医辨证为痰热壅肺证。

【出处】《中国医院用药评价与分析》2020，20（01）：40-43.

（三）推拿疗法

处方 095

肝经、肺经、脾经、内八卦、膻中、六腑、天突。

【操作】指导患儿取卧位或仰卧位，首先采取涤痰推拿法，清脾经，运内八卦，分推膻中，按揉天突，往返推拿200次；随后采取清热推拿法，清肺经，清大肠，清肝经，退六腑，往返推拿200次，部分重症患儿可增加治疗次数，若患儿体质较虚弱，加揉足三里；患儿伴有饮食难消、食欲下降等症状者，加清板门，推下七节骨，推拿期间手法宜轻快，直至所选穴位微微发红为止，轻快柔和的推拿手法易被患儿所接受。以上推拿手法每次持续大约25分钟，1次/天，治疗1周为1个疗程。

【适应证】小儿肺炎，中医辨证为痰热壅肺证。

【注意事项】先天性心脏疾病患儿、肝肾功能不全患儿、原发性免疫缺陷疾病患儿慎用。

【出处】《世界最新医学信息文摘》2016，16（93）：157，159.

处方 096

拇指、无名指、劳宫穴、中脘穴。

【操作】以滑石粉为介质，采用右手拇指从患儿拇指指尖推至拇指根，再从无名指指尖推至掌面末节指纹，反复进行200次；掐劳宫穴5次，并顺时针或逆时针运掌心劳宫穴四周，反复50次；沿肩胛骨内缘自上而下推30次，对掌面小指根下尺侧小横纹穴进行点按，反复300次，按摩中脘穴5分钟，对脊柱两侧肺俞穴进行推拿，反复100次，连续治疗7天。

【适应证】小儿肺炎，中医辨证为痰热壅肺证。可见患儿体温38℃以上，伴有咳嗽咳痰、食欲减退、呼吸增快等症状。

【注意事项】有严重的器质性病变、脓肿并发症、结核病、呼吸衰竭、精神病史、相关药物过敏史、皮肤病及不配合治疗者慎用。

【出处】《山西医药杂志》2019，48（03）：351-353.

（四）微波照射疗法

处方 097

肺俞穴。

【操作】选取背部第 3 胸椎棘突下，旁开 1.5 寸的肺俞穴进行微波照射，可以调理肺气、通经活络。微波功率 20 瓦，每天上、下午各照射 1 次，每次 30~60 分钟，具体治疗时长根据不同患儿的身体耐受度决定。治疗 15 天为 1 个疗程。

【适应证】肺炎患儿，中医辨证为正虚邪恋证。

【出处】《检验医学与临床》2016，13（06）：795-796.

综合评按：肺炎是呼吸科最常见的感染性疾病之一，在抗生素应用以前，肺炎对儿童及老年人的健康威胁极大，抗生素的出现及发展曾一度使肺炎病死率明显下降。但近年来，随着抗生素的滥用，大气污染加重和人体免疫力下降，肺炎发病率和死亡率逐渐上升。且随着耐药菌的越来越普遍和不明微生物感染的出现，导致治疗难度增加。因此，减少抗生素的滥用，提高治疗效果，越来越受到临床医师的关注，此时中医药优势就尤为明显。中医外治法以扶正祛邪为治疗大法对肺炎进行辨证施治，主要包括以穴位贴敷、穴位注射、中药离子导入、中药灌肠为主的药物外治法和以针刺、推拿、拔罐为主的非药物外治法，其具有操作简单、使用方便、毒副作用较小、价格低廉等优点，且现代医学认为中医外治法能增强肺功能、减轻肺部炎症、调节患者免疫功能。因此，中医外治在肺炎的治疗过程中发挥着极其重要的作用，且易于受到患者及家属的接受而被广泛应用于临床。

第五节 慢性阻塞性肺疾病

慢性阻塞性肺疾病（COPD）是一种具有气流受限特征的疾病，气流受限不完全可逆，呈进行性发展，与肺部对有害气体或有害颗粒的异常炎症反应有关。COPD主要累及肺部，也可导致肺外多脏器损害，其急性加重和并发症影响疾病的进程，随着疾病恶化可导致劳动力丧失、生活质量下降，最终发展为呼吸衰竭和肺源性心脏病。本病可归属于中医学"肺胀""喘证""咳嗽"等范畴。

1. 临床诊断

（1）临床表现：慢性咳嗽、咯痰，气短或呼吸困难，晚期患者可有体重下降，食欲减退等。

（2）体征：胸廓前后径增大，肋间隙增宽，呈桶状胸，触诊双侧语颤减弱，叩诊肺部呈过清音，心浊音界缩小，肺下界和肝浊音界下降；听诊两肺呼吸音减弱，呼气延长，部分患者可闻及干湿性啰音；心率增快，心音遥远，肺动脉瓣第二心音亢进，如剑突下出现收缩期心脏搏动及其心音较心尖部明显增强时，提示并发早期肺心病。

（3）肺功能：依据吸入支气管舒张药后，FEV1/FVC < 70% 及 FEV1 < 80% 预计值者，可确定为不完全可逆性气流受限。少数无咳嗽、咳痰症状患者，只有肺功能检查时 FEV1/FVC < 70% 而 FEV1 ≧ 80% 预计值，除外其他疾病后，亦可诊断为 COPD。凡有呼吸困难、慢性咳嗽和（或）咯痰症状，以及危险因素暴露史的患者应怀疑 COPD。

2. 中医分型

（1）慢性阻塞性肺疾病急性加重期

①外寒内饮证：咳逆喘息不得卧，痰多稀薄，恶寒发热，背冷恶寒，渴不多饮，或渴喜热饮，面色青晦，舌苔白滑，脉弦紧。

②痰浊壅肺证：咳喘痰多，色白质黏，短气喘息，稍劳即著，脘痞腹胀，倦怠乏力，舌质偏淡，苔薄腻或浊腻，脉滑。

③痰热郁肺证：咳逆喘息气粗，胸满烦躁，痰黄或白，黏稠难咯，或伴身热，有汗不多，口渴欲饮，溲赤，便干，舌红，苔黄或黄腻，脉数或滑数。

（2）慢性阻塞性肺疾病稳定期

①肺脾气虚证：咳喘日久，气短，痰多稀白，胸闷腹胀，倦怠懒言，面色㿠白，食少便溏，舌淡苔白，脉细弱。

②肺肾两虚证：呼吸浅短难续，动则喘促更甚，声低气怯，咳嗽，痰白如沫，咯吐不利，胸闷，心悸，形寒汗出，舌质淡或紫暗，脉沉细无力或结代。

一、药物外治法

（一）穴位贴敷法

🥣 处方 098

麝香、吴茱萸、细辛。

【用法】按 1：3：1 比例选用麝香、吴茱萸、细辛等药物，研为细末，取定喘、天突等穴位进行穴位贴敷治疗，疗程 8~10 天，治疗 10 个疗程。

【适应证】慢性阻塞性肺疾病稳定期患者。

【出处】《中华中医药学刊》2017，035（012）：3166-3168.

🥣 处方 099

消喘膏（炒白芥子、莪芨、麻黄）。

【用法】选取背部双侧肺俞、心俞、膈俞，患者坐位暴露背部，将药丸放置穴位上，先用脱敏胶布固定，拍击药物成饼状，上覆橡皮膏。贴药 6 小时后将药物及胶布去除。疗程：夏季三伏天每 10 天贴敷 1 次，每个疗程贴敷 3 次，每年贴敷 1 个疗程，连续贴敷 2 年。

【适应证】慢性阻塞性肺疾病稳定期患者。

【注意事项】合并糖尿病、自身免疫性疾病或慢性消耗性疾病等其他严重疾病者，妊娠及哺乳期妇女，对胶布过敏者慎用。

【出处】《中医杂志》2011，52（21）：1831-1835.

🥣 处方 100

白芥子、细辛、甘遂、葶苈子、延胡索、洋金花、冰片。

【用法】将上述药物按 2：2：2：2：2：2：1 比例研细后，取适量以鲜姜汁调成泥膏状，密封备用。进行穴位贴敷时，患者取坐位或俯卧位从上而下按摩定喘、肺俞、脾俞、肾俞、华佗夹脊穴，待背部发热得气后，将药捏成 5g 丸，置于 6cm×4cm 大小胶布中心，6 块贴膏分别贴在双侧定喘、肺俞、脾俞，5~10 分钟后患者自觉贴穴发热，渐渐明显灼热灼痛，根据情况一般 2~6 小时取下药饼。每穴各治疗 1 次，3 次为 1 个疗程，连贴 3 年。

【适应证】慢性阻塞性肺疾病稳定期患者。

【注意事项】治疗后 3 天忌冷饮、洗澡。排除高血压、冠心病、糖尿病等其他疾病患者。

【出处】《中国中医急症》2009，18（2）：186.

🥣 处方 101

扶正益肺金散：白芥子、延胡索、黄芪、杏仁、陈皮、甘遂、细辛。

【用法】将上述药物按 3：4：4：4：4：2：2 比例，予生姜汁、蜂蜜调和为糊状，搓揉如铜钱大小贴穴位外固定 2~6 小时。贴敷穴位：主穴肺俞、膻中、大椎、膏肓、定喘；加减配穴：心俞、膈俞、肾俞、脾俞，予每年三伏贴采用皮肤给药，对患者以上穴位进行贴敷，以局部皮肤发红为佳。

【适应证】慢性阻塞性肺疾病稳定期患者。

【注意事项】贴敷期间，勿吃辛辣刺激之品，如：牛肉、狗肉、桂圆、辣椒等，应进食清淡易消化无刺激食物，如：新鲜蔬菜、水果等。患者贴敷当天勿洗大澡，勿做剧烈运动。根据患者年龄、体质、对药物的耐受程度采取不同的护理措施。对老年人及体质差的患者，告知贴敷 2 小时即可；特殊体质患者若出现皮肤大片潮红，瘙痒难耐时立即停止贴敷；对于贴敷后皮肤微红或不红，自觉无异常者可适当延长贴敷时间，但不能超过 6 小时。若患者皮肤有灼热感，皮肤潮红，说明药物起作用；若皮肤瘙痒起疱，嘱患者不能抓挠，小水疱不必处理，避免引起感染；若皮肤起大水疱，用无菌注射器抽吸，再行碘伏消毒，行暴露疗法，2~3 天便可痊愈。

【出处】《世界最新医学信息文摘》2019，19（08）：175.

（二）穴位注射疗法

处方 102

醒脑静注射液（成分：麝香、冰片、郁金、山栀等）。

【用法】穴位注射大椎穴、肺俞穴，每个穴位注射 2ml 药液。疗程 2 周。

【适应证】慢性阻塞性肺疾病急性加重期，中医辨证为痰热壅肺型。

【注意事项】妊娠及哺乳期妇女；合并精神障碍，严重心、肺、肝、肾、内分泌及造血系统等疾病者；对醒脑静过敏者；因肿瘤、结核等其他原因所致的慢性咳喘者慎用。

【出处】《中国医药导报》2016，13（13）：77–80.

处方 103

川芎嗪。

【用法】取肺俞、合谷、定喘穴，分别进行局部皮肤消毒，然后使用 1ml 注射器并使针与皮肤呈 15° 倾斜刺入，进针 0.5 寸后注射 1ml 川芎嗪，1 次 / 天，两组均以 7 天为 1 个疗程，治疗 4 个疗程。

【适应证】慢性阻塞性肺疾病属痰热壅肺证、肺络郁滞证。主症：①咳嗽，喘息气急，胸闷甚至不得卧；②痰少难咯，痰黄或白黏。次症：①发热、汗出或口渴；②大便干结；③舌质红，舌苔黄或黄腻；④脉数或滑数。具备主症 2 项加次症 2 项即诊断。

【出处】《中国实用医药》2017，12（21）：104–106.

处方 104

核酪针。

【用法】取核酪针 2ml，行双侧定喘穴穴位注射，每 2 周治疗 1 次，疗程 1 年。

【适应证】慢性阻塞性肺疾病稳定期。

【注意事项】严重过敏体质者慎用；合并有严重心、脑、肾及运动系统疾病者、有精神疾病史者不宜使用。

【出处】《广州中医药大学学报》2017，（2）：201–204.

🥣 处方 105

黄芪注射液。

【用法】取穴：肺俞、肾俞、定喘、天突、曲池、足三里、合谷、太渊，每穴注射 0.5~1ml，每周 1 次，10 次为 1 个疗程，共治疗 3 个月。若伴咳嗽、咯白痰配列缺；伴咯吐黄脓痰者，配丰隆。

【适应证】慢性阻塞性肺疾病稳定期。

【出处】《中国实用医药》2008，（35）：128-129.

🥣 处方 106

喘可注射液（巴戟天、淫羊藿）。

【用法】取穴：肺俞，每穴注射 2ml，每周 2 次，4 周为 1 个疗程，共治疗 3 个月。

【适应证】慢性阻塞性肺疾病稳定期。

【出处】《新中医》2006，（07）：63-64.

🥣 处方 107

丹参注射液。

【用法】取双侧定喘、肺俞、肾俞、脾俞、足三里。每穴注射 0.5~1.0ml，每周 1 次，3 个月为 1 个疗程。

【适应证】慢性阻塞性肺疾病稳定期。

【出处】《安徽中医学院学报》2012，31（05）：47-49.

（三）中药熏蒸疗法

🥣 处方 108

桑白皮 15g，野荞麦根 30g，黄芩 15g，半夏 12g，陈皮 9g，莱菔子 12g，焦山栀 10g，苏子 9g，藿香 10g，佩兰 10g，薄荷 6g。

【用法】每剂中药加 2000ml 水浸泡 1 小时后，浓煎至 1 升药液，去渣后药液备用。打开中药熏蒸器后盖板，加入 1 升药液。打开电源总开关，预加热完成后，机器自动报警。然后打开中药熏蒸器熏蒸按钮，待机器喷头喷气稳定后，调整喷头角度对准患者背部上述穴位处进行熏蒸，距离

20~25cm，熏蒸时间 20~30 分钟。每天 1 次，5 天为 1 个疗程，治疗 2 个疗程。

【适应证】慢性阻塞性肺疾病急性加重期，中医辨证为痰热壅肺证。

【出处】《上海针灸杂志》2016，（6）：650-652.

（四）灌肠疗法

处方 109

石膏 15g，熟地黄 15g，麦冬 6g，知母 10g，牛膝 15g。

【用法】上述药物加水 800ml，用大火煮开，小火煎至 150ml，冷却温度至 37~39℃，将药液装无菌袋密封存放。操作时将药液袋注入灌肠袋悬挂在输液架上，接一次性导尿管。药液袋距离床面高度约 50cm，石蜡油润滑肛管前端后，将一次性导尿管插入患者肛门约 25cm，按每分钟 30~40 滴速度滴入肠道并保留 1 小时以上。每天 1 剂，疗程为 7 天。

【适应证】阴虚内热型慢性阻塞性肺疾病急性加重期。主要症状：①咳逆喘息气促；②舌质红，苔少或无苔；③干咳少痰，黏稠难咯，痰中夹有血丝；④脉细数。次要症状：①口咽干燥，声嘶不舒；②手足心热，潮热盗汗；③大便干结；④口渴欲饮。符合 3 项主症并 2 项次症即可纳入。

【注意事项】有严重的心血管疾病者，肝、肾、血液系统病变等患者，妊娠期或哺乳期妇女，精神或法律上的残疾患者禁用。

【出处】《中医临床研究》2019，11（29）：23-26.

处方 110

桃仁 12g，大黄 12g，桂枝 6g，芒硝 6g，桑白皮 12g，芦荟 12g，甘草 6g。

【用法】将上述药物加水适量煎煮，去渣取药液备用。治疗时将灌肠液温度控制在为 39~41℃，患者左侧卧位，肛管插入深度为 25~35cm，点滴法灌肠，滴速 50~80 滴／分钟，以患者感觉下腹温暖、舒适、无便意为宜，灌肠完毕休息 15 分钟，之后平卧半小时，然后再右侧卧位。使灌入液体保留 1 小时以上，1 次／天，共 10 天。

【适应证】慢性阻塞性肺疾病急性加重期，中医辨证为痰瘀阻肺证。主症：①咳嗽气喘；②咳痰；③胸闷胸痛。次症：①食少脘痞便秘；②唇紫；

③舌质紫暗，舌下静脉曲张；④脉或滑、或涩、或弦。具备主症①及其他 1 项，或 2 项主症加 2 项次症者，即可诊断。

【注意事项】灌肠过程中注意观察患者反映，若出现面色苍白、出冷汗、剧烈腹痛、脉速、心慌、气急等，立即停止灌肠并通知医生进行处理。禁忌证：合并消化道出血、妊娠、严重心血管疾病等不宜灌肠。操作时尽量少暴露患者肢体，保护患者自尊心，并防止受凉。意识不清、无自主排痰能力、血液动力学指标不稳定者，有严重肺大泡、严重心脏疾病、休克并多器官功能衰竭、消化道出血、肛门直肠疾病及便溏者慎用。

【出处】《现代中医药》2013，33（02）：16–17.

🥣 处方 111

润肠益金方：肉苁蓉 15g，厚朴 15g，枳壳 15g，生白术 15g，清半夏 10g，陈皮 10g，茯苓 10g，苦杏仁 10g，白芍 10g，炙甘草 6g。

【用法】将以上药物常规水煎煮，每天上午 9 时灌肠 1 次。灌肠前排空大小便，灌肠后需保留 15 分钟以上，待灌肠液的温度（39.0~41.0℃）与体温相当时，即可灌肠。不宜过热或过凉，以免刺激肠黏膜。疗程 1 个月。

【适应证】慢性阻塞性肺疾病稳定期，中医辨证为肺脾两虚证，存在便秘、腹胀症状。

【出处】《新中医》2013，45（07）：22–23.

（五）中药离子导入疗法

🥣 处方 112

麻黄 10g，葶苈子 15g，桔梗 10g，旋覆花 15g，红花 15g，当归 15g，丹参 30g，鱼腥草 30g，白芥子 10g，党参 15g，南沙参 15g。

【用法】将以上药物常规水煎煮，取药液备用。取患者双侧肺俞、肾俞、脾俞穴，以离子导入仪予以热疗后，再固定浸药药棉贴敷 2~3 小时，每天 1 次，每次 30 分钟。治疗 14 天。

【适应证】慢性阻塞性肺疾病急性加重期。

【注意事项】严重过敏体质，对敷贴或电极板过敏者，治疗部位皮肤有破溃或皮肤病者禁用。

【出处】《中医杂志》2016,（8）：669–672.

处方 113

桃仁 12g，红花 10g，丹参 15g，川芎 10g，当归 10g，白芥子 15g，北杏仁 8g，冰片 5g。

【用法】将上述药物加水煎煮备用；取患者双侧肺俞穴或听诊双肺湿啰音最强的部位，取备用中药液加入冰片微波加热 1~2 分钟，再将加热后的中药煎液适量浸渍于药物垫上（5~6 层棉布，约 15cm×12cm）包裹两个铅板电极，放置相应的体表位置，用弹力绷带压住固定，接通离子导入仪，调整刺激强度以患者感到舒适为宜，一般有微弱针刺感即可，每次理疗 20 分钟，2 次/天，10 天为 1 个疗程。

【适应证】慢性阻塞性肺疾病急性加重期。

【注意事项】操作过程中注意定位准确，电流调节由小到大，同时询问患者感受，以确定最适宜的电流强度，避免电流过高灼伤皮肤，或电流过低降低疗效。使用后应将药垫清洗煮沸消毒，晾干备用，以保证治疗效果。

【出处】《中医药临床杂志》2013,25（01）：27–28.

处方 114

桃仁、川芎、瓜蒌皮、桑白皮、地龙、虎杖。

【用法】将以上药物常规水煎煮，取药液备用。治疗部位选择双侧肺俞穴或啰音明显部位，每 2 天治疗 1 次，每次 20 分钟，10 次为 1 个疗程，总共两个疗程，两个疗程之间休息 5 天，共 45 天。

【适应证】慢性阻塞性肺疾病急性加重期，中医辨证为痰瘀阻肺、肺气虚证。

【注意事项】禁忌证：患有神志不清等精神疾病者，对直流电过敏者，皮肤存在急性湿疹、肢体神经损伤导致感觉不灵敏或缺失者。

【出处】《中医药学报》2019,47（03）：54–58.

（六）中药雾化疗法

处方 115

麻黄 10g，葶苈子 15g，桔梗 10g，旋覆花 15g，红花 15g，当归 15g，

丹参 30g，鱼腥草 30g，白芥子 10g，党参 15g，南沙参 15g。

【用法】以上药物常规用水煎煮，取药液备用。用时取液用双层无菌脱脂纱布过滤去渣 3 次，取过滤好的无菌药液 20ml 放入超声雾化器中雾化吸入，每次 10~15 分钟，每天 2 次。

【适应证】慢性阻塞性肺疾病急性加重期，中医辨证为痰瘀阻肺、肺气虚证。

【注意事项】严重过敏体质慎用。

【出处】《中医杂志》2016，（8）：669-672.

处方 116

百部 15g，地龙 15g，川贝母 15g，黄芩 12g，荆芥 12g，细辛 6g，丹参 15g。

【用法】以上药物常规用水煎煮，取药液备用。用时取液用双层无菌脱脂纱布过滤去渣 3 次，取过滤好的无菌药液 20ml 放入超声雾化器中雾化吸入，每次 10~15 分钟，每天 2 次，治疗 10 天。

【适应证】慢性阻塞性肺疾病急性加重期。

【注意事项】禁忌证：中药雾化不耐受者，呼吸衰竭需呼吸机治疗者。

【出处】《中国中医药现代远程教育》2012，10（16）：19-20.

处方 117

款冬花 15g，麻黄 6g，苏子 10g，苦杏仁 9g，葶苈子 10g，厚朴 9g，陈皮 10g，茯苓 12g，紫苏 10g，半夏 9g，甘草 6g。

【用法】将以上药物浸泡 30 分钟后加 2 升清水煮沸，然后用文火在密闭锅中焖约 2 小时，去渣过滤。取 200ml 药液加于雾化器中进行雾化吸入，20 分钟 / 次，2 次 / 天，连续 7 天。

【适应证】慢性阻塞性肺疾病急性加重期。

【注意事项】禁忌证：中药雾化不耐受者，呼吸衰竭需呼吸机治疗的患者。

【出处】《亚太传统医药》2014，10（09）：99-100.

（七）中药涂擦疗法

处方 118

芒硝、大黄。

【用法】将芒硝、大黄按 2∶1 配比进行混合，并使用醋进行调和，在患者肺部炎症相对应的体表进行涂擦，并使用射频治疗仪持续照射 20 分钟，1 次 / 天。连续治疗 10 天。

【适应证】慢性阻塞性肺疾病合并肺炎痰热壅肺证。

【注意事项】严重过敏体质者、治疗部位皮肤有破溃或皮肤病者、精神障碍患者、严重肝肾疾病患者禁用。

【出处】《内蒙古中医药》2017，（06）：109.

二、非药物外治法

（一）针刺疗法

处方 119

大椎、肺俞、定喘、膻中、膈俞、关元、列缺、肾俞穴。

【操作】以补法为主，得气后留针 30 分钟。其中大椎、列缺以 1.5 寸针向上斜刺 0.5~1 寸；肺俞、定喘、膈俞、肾俞以 1 寸针向脊柱斜刺 0.5~0.8 寸；膻中以 1 寸针平刺 0.3~0.5 寸；关元以 1.5 寸针直刺 1~1.2 寸。同时配合使用艾条灸，其中大椎穴隔姜灸，以局部皮肤红润而不起疱为度，主方中其余穴及随症穴均灸 5~7 壮，隔周每天 1 次，3 个月为 1 个疗程。

【适应证】慢性阻塞性肺疾病稳定期，辨证属肺肾两虚型。

【注意事项】合并心、肝、肾、造血系统、内分泌系统等严重原发病者、精神疾病者及妊娠期女性慎用。

【出处】《山西中医》2017，33（01）：29-31.

处方 120

主穴：定喘、肺俞、足三里；配穴：风门、大椎、膏肓、心俞、膻中、天突、脾俞、肾俞。

【操作】每次取主穴及 2~3 个配穴。穴位处皮肤常规消毒，选用 0.30mm×40mm 毫针针刺，得气后平补平泻，背部穴位及足三里针刺后在针尾捻以直径 10mm 的球形清艾绒，灸 2 壮，留针 30 分钟，隔日 1 次，每周 3 次，共治疗 8 周。

【适应证】慢性阻塞性肺疾病稳定期。

【注意事项】有免疫系统疾病者；有严重心、脑、肾、血管疾病及肿瘤、血液系统疾病者慎用。

【出处】《中国针灸》2011，31（10）：893-897.

处方 121

宣散方：定喘、膻中、风池、风府、风门、大椎、支沟、间使。

【操作】针刺手法采用平补平泻法，留针 30 分钟以上，加灸效果更好，每天 1 次，10 次为 1 个疗程，最多坚持治疗 2 个疗程以观察疗效。膻中穴平刺 0.5~0.8 寸；风府、风池取穴，患者正坐微俯，刺风府时针尖向喉结方向，刺风池时针尖向鼻尖或对侧眼球，缓慢进针，深度 0.5~1 寸，不施行手法；大椎穴可刺 1~1.2 寸；风门和定喘穴均可斜刺 0.5~1 寸；支沟和间使穴可直刺 0.8~1.2 寸。灸时以艾炷灸为主，可配合使用艾条灸，其中大椎穴隔姜灸，灸炷可多达百壮，以局部皮肤红润而不起疱为度，主方中其余穴及随症穴均灸 5~7 壮，针与灸法可以交替使用。

【适应证】慢性阻塞性肺疾病急性加重期患者。

【注意事项】随病情变化灵活化裁，若伴咳嗽以早晚为甚、咯白痰、质稀薄或泡沫状痰者，加合谷、列缺，可起到利大肠，降肺气，止咳嗽的作用；若伴流稀涕、打喷嚏、鼻塞者，加迎香、上星以宣肺通窍；若伴舌质紫或见明显瘀斑者，加金津、玉液以祛瘀活血；若伴咯吐黄脓痰者，加丰隆、中脘以清热化痰。

【出处】《光明中医》2007，（03）：40-42.

（二）穴位埋线疗法

处方 122

膻中、气海、足三里、丰隆、肺俞、肾俞。

【操作】穴位用碘伏局部消毒，夹取一小段 PGLA 线体，放入一次性埋线针（9 号针），左手绷紧皮肤，右手持针迅速刺入皮下，得气后压下弹簧将线体推入穴位。每 2 周埋线治疗一次。疗程为 3 个月，共埋线治疗 6 次。

【适应证】慢性阻塞性肺疾病稳定期。

【注意事项】存在合并症如哮喘、支气管扩张、活动性肺结核、胸腔积液、肺栓塞、影响呼吸运动的神经肌肉疾病及精神病的患者，存在心、肝、肾功能损害者，妊娠及哺乳期妇女慎用。

【出处】《中华全科医学》2017，15（02）：328-330.

处方 123

定喘、肺俞、肾俞、足三里、丰隆。

【操作】①术者手部及患者选穴局部均进行常规消毒；②采用酸溶解法提取鼠尾肌腱胶原蛋白，按照 1：2 的比例配置参附注射液胶原蛋白溶液，夹取生物可降解聚合物聚乙交酯 - 丙交酯线体（规格：2/0 号；长度：1.0cm）放入参附注射液中浸泡 2 周并烘干，制成长度约 0.5cm 的缓释剂药线，高压灭菌以备用；③将长度为 1.0cm 的参附注射液缓释制剂线体放入一次性埋线套管针内，左手固定穴位局部皮肤，右手持埋线套管针快速垂直刺入皮下，缓慢进针至得气后，将线体留在体内，然后将针管退出体外，并敷盖纱布，固定 1 天。每 2 周进行 1 次埋线治疗，6 次为 1 个疗程。

【适应证】慢性阻塞性肺疾病稳定期，辨证属肺肾两虚型。

【注意事项】存在合并症如哮喘、支气管扩张、活动性肺结核、胸腔积液、肺栓塞、影响呼吸运动的神经肌肉疾病及精神病的患者，存在心、肝、肾功能损害者，妊娠及哺乳期妇女慎用。

【出处】《重庆医学》2018，47（20）：2668-2672.

（三）拔罐疗法

处方 124

大椎、定喘、肺俞、风门、膏肓。

【操作】依次取背部大椎、定喘、肺俞、风门、膏肓等背部穴位，使用真空抽气罐行拔罐治疗，采用适宜的负压留罐约 5 分钟，具体以局部皮肤红紫、患者能耐受为度。每天 1 次，5 天为 1 个疗程，治疗 2 个疗程。

【适应证】慢性阻塞性肺疾病急性加重期，辨证属痰热郁肺型。

【注意事项】治疗前向患者做好解释工作，嘱其排空大小便，保持室内温度在 20~25℃。患者取坐位，自然闭目。

【出处】《上海针灸杂志》2016，（6）：650–652.

👋 处方 125

背俞穴。

【操作】用 75% 乙醇溶液常规消毒脊柱两侧皮肤，取双侧肺俞、脾俞、肾俞，用中号火罐以闪火法将罐子吸附在相应穴位上，每次留罐 10 分钟，每天 1 次，2 周为 1 个疗程，连续 2 个疗程。

【适应证】慢性阻塞性肺疾病稳定期。

【注意事项】治疗前向患者做好解释工作，嘱其排空大小便，保持室内温度在 20~25℃。

【出处】《安徽中医药大学学报》2010，29（5）：37–39.

👋 处方 126

3 条经络，即背部脊椎督脉（大椎至命门），足太阳膀胱经左、右侧支（风门至大肠俞）。重点取穴：大椎、风门、肺俞、心俞、脾俞、肾俞、任脉天突穴。

【操作】采用中号罐 9~15 个，小号罐 1 个（天突穴用）。按拔火罐操作流程在以上经络穴位进行闪罐，至罐体发热为度，天突穴闪 5 次或 6 次。闪后留罐 5~8 分钟，取罐后在穴位上按摩 10 秒。每天 1 次，治疗 3 周。

【适应证】慢性阻塞性肺疾病稳定期。

【注意事项】①观察火罐吸附及皮肤情况，以皮肤红紫为宜。②拔罐手法要稳、准、快，防止罐口过热而损伤皮肤。③拔罐时、起罐后血管扩张，腠理开泄，应避开风口，注意保暖。④部分患者局部出现小水疱，可涂黄连素油，1~2 天水疱即可自行吸收。个别较大水疱，常规消毒后，用一次性注射器抽出水液，涂百邦软膏后敷无菌纱布防感染。⑤合并中度或重度的心脏病、心力衰竭、有出血倾向、高度水肿、皮肤过敏者，及破裂、大血管处不宜拔罐。

【出处】《全科护理》2010，28：2574-2575.

处方 127

大椎、风门、肺俞、脾俞、肾俞及其周围约 5cm 范围。

【操作】用酒精（75%）棉球消毒皮肤后，用梅花针叩刺上述部位，以皮肤潮红或稍有出血为佳，时间约 10 分钟。梅花针叩刺结束后，运用闪火法在上述各穴位上拔火罐，留罐 12 分钟左右后起罐，用消毒纱布擦净血迹即可。

【适应证】慢性阻塞性肺疾病急性加重期。

【注意事项】合并呼吸衰竭需要机械通气者、哮喘患者及心力衰竭、恶性肿瘤、活动性肺结核和出血性疾病患者禁用。

【出处】《中国民族民间医药》2013，22（15）：138-139.

（四）艾灸疗法

处方 128

背部督脉从大椎穴至腰俞穴。

【用法】患者取俯卧位，充分暴露脊柱，常规消毒脊柱及两侧皮肤。从大椎穴到腰俞穴的督脉处撒上一层薄薄的督灸粉，铺桑皮纸。在上面放 4cm 厚、6cm 宽的生姜泥，在生姜泥上铺 2cm 厚，3cm 宽艾绒条施灸。共施 3 壮，每次约 2 小时，1 个月重复 1 次。3 个月为 1 个疗程，共治疗 2 个疗程。

【适应证】慢性阻塞性肺疾病稳定期，中医辨证为肺脾气虚、肺肾气虚、肺肾气阴两虚证。

【注意事项】妊娠及哺乳期妇女；神志不清、痴呆、各种精神病患者；合并严重心功能不全者；合并支气管哮喘，或支气管扩张，或活动性肺结核者；弥漫性泛细支气管炎患者；合并有气胸、胸腔积液、肺栓塞者；合并影响呼吸运动功能的神经肌肉疾病者；合并肿瘤患者；严重肝肾疾病患者；各种原因长期卧床者；先天性或后天性免疫缺陷者；已知对治疗药物过敏者禁用。

【出处】《光明中医》2013，28（03）：546-548.

🥣 处方 129

背腰部。

【用法】①制作扶阳药酒：将附子、干姜、炙甘草、川芎等中药各100g，放入5000g白酒中浸泡1个月，过滤装瓶。②制作中药扶阳药膜：将20cm×50cm大小吸水纸放入扶阳药酒中浸湿后稍拧干，放入保鲜袋封口备用。③让患者俯卧躺好，露出背腰部，先在背腰部中心位置平铺中药药膜，覆盖督脉及膀胱经。④铺毛巾。毛巾用热水浸湿后拧干，紧贴皮肤、中药药膜铺好，后做防火墙（先上后下）。再在湿毛巾上加铺一条干毛巾。⑤沿背腰部督脉、足太阳膀胱经铺艾绒，并沿背腰部干毛巾喷洒扶阳药酒，喷洒95%乙醇溶液。⑥点火（之前先告诉患者感觉较热了就提醒），烧约20秒。⑦扑火（患者感觉到热后3秒扑灭），扑火后要把毛巾盖在患处，自上而下点按督脉、足太阳膀胱经。⑧患者感觉背腰部热感渐减，喷洒第二遍扶阳药酒、乙醇（点火扑火方法同上），重复点按经络。⑨重复以上过程6次。⑩把毛巾、扶阳药膜取下，取时顺手把患者背腰部的汗擦干，在背腰部涂擦扶阳药酒后覆盖保鲜膜，约1小时取下。隔日治疗1次，30天为1个疗程，治疗1个疗程。

【适应证】慢性阻塞性肺疾病稳定期，中医辨证为阳虚体质。主症：①呼吸浅短难续，动则喘促更甚；②痰多稀白，心悸胸闷。次症：①面色㿠白，倦怠懒言；②形寒怕冷；③舌淡苔白；④脉细弱或沉细无力。具备主症2项加次症2项即可诊断。

【注意事项】合并严重心功能不全、严重肝肾疾病和造血系统等危及生命的原发性疾病及精神疾病患者；合并支气管哮喘，或支气管扩张，或活动性肺结核，或弥漫性泛细支气管炎，或合并气胸、胸腔积液患者；合并影响呼吸运动功能的神经肌肉疾病患者；合并肿瘤者；各种原因长期卧床者；对用药过敏者，短时间用药即会大量起疱者；拒绝合作者慎用。

【出处】《上海针灸杂志》2016，35（06）：646-649.

🥣 处方 130

背部的热敏化腧穴。

【用法】①选穴：选取合适环境，充分暴露探查部位的体位，取艾条

（规格直径 22mm，长度 120mm）点燃，在背部足太阳膀胱经两外侧线以内，肺俞穴和膈俞穴两水平线之间的区域，距皮肤表面 3cm 左右高度施行温和灸，当患者感受到艾热发生透热、扩热、传热、局部不（微）热远部热、表面不（微）热深部热和非热觉中的一种或一种以上感觉时，即为发生腧穴热敏化现象，该探查穴点为热敏化腧穴，重复上述步骤直至所有的热敏化腧穴被查找出，详细记录其位置。②治疗操作：手持艾条在探查到的热敏化腧穴中选取 1 个热敏化现象最为明显的穴位，以色笔标记进行悬灸，每隔 2 分钟掸灰（时间不超过 10 秒），并调整艾条与皮肤距离，保持足够热度，以发生透热、扩热、传热和非热感觉等腧穴热敏化现象为标准，对已探查出的热敏穴逐个悬灸。③疗程：在热敏穴位实施悬灸，每次治疗时间以上述区域腧穴热敏现象消失为度，患者初诊开始连续治疗 8 天，每天 1 次，第一个月内的后 22 天保证 12 次治疗，后 2 个月保证每月治疗 15 次（每天 ≤ 1 次），共治疗 3 个月。

【适应证】慢性阻塞性肺疾病稳定期，中医辨证属脾肾阳虚型。主症：①呼吸浅短难续，动则喘促更甚；②痰多稀白，心悸胸闷。次症：①面色㿠白，倦怠懒言；②形寒怕冷；③舌淡苔白；④脉细弱或沉细无力。具备主症 2 项加次症 2 项即可诊断。

【注意事项】合并严重心、肝胆、肾疾病者，合并有结核、真菌、肿瘤等及其他肺部原发性疾病者；精神病患者；不配合治疗者；妊娠或哺乳期妇女；对艾烟不耐受者慎用。

【出处】《中医临床研究》2011，3（19）：11–13.

处方 131

大椎、肺俞、定喘、丰隆、足三里。

【用法】在穴位皮肤上涂以少量万花油，将无烟灸条（药物成分主要为细辛、艾叶、羌活等）固定于专门的灸条灯上点燃，在大椎、肺俞、定喘、丰隆及足三里穴位处熏烤 5~10 分钟，在距离上述施灸部位的皮肤外 2~3cm 处进行熏烤，以患者自我感觉局部温热而无灼痛为宜。1 次 / 天，灸后皮肤潮红、微汗、轻痛为佳。14 天为 1 个疗程，建议进行 4 个疗程的治疗。

【适应证】慢性阻塞性肺疾病稳定期。

【出处】《实用心脑肺血管病杂志》2015，23（04）：150-152.

综合评按： 目前，西医学针对 COPD 主要采取应用支气管扩张剂、糖皮质激素、戒烟以及长期家庭氧疗等，可在一定程度上缓解临床症状，但也存在一定局限性。中医药治疗 COPD 有着长期的临床实践经验并且具有明显的疗效，近年来中医外治法在治疗该病方面也积累了较为丰富的经验。中医外治法在防治 COPD 上有着显著的疗效，局部操作和用药不仅可以迅速有效地直达病所，也更能减少不良反应的发生，具有用药安全有效、经济方便等优势，受到众多患者青睐。在中医外治法中，穴位敷贴在药物配制、穴位选择、治疗时间和方法等方面都非常成熟。因其简、便、廉、验的特点在临床应用广泛，将其运用于 COPD 的防治，随着科学化、规范化理念的不断渗透，临床科研方法日趋完善，科研质量逐步提高，定能在前人的基础上有所突破，使 COPD 的临床疗效得到进一步提高。

第六节 支气管哮喘

支气管哮喘是由多种细胞和细胞组分参与的气道慢性炎症性疾病，与气道高反应性相关，以反复发作性的喘息、气急、胸闷或咳嗽为主要表现，常在夜间或清晨发作、加剧，往往经治疗缓解或自行缓解。属于中医学"哮病"的范畴。哮喘可分为急性加重期、非急性加重期。急性加重期指喘息、气急、胸闷或咳嗽等症状突然发生或程度加重，伴有呼气流量降低，常因接触变应原等刺激物或治疗不当所致。非急性发作期，亦称慢性持续期，指患者虽然没有哮喘急性发作，但在相当长的时间内仍有不同频度和不同程度的喘息、气急、胸闷或咳嗽等症状，可伴有肺通气功能下降。

1. 临床诊断

（1）支气管哮喘诊断

①反复发作胸闷、气急、喘息或咳嗽，多与接触变应原、冷空气、物理、化学性刺激、病毒性上呼吸道感染、运动等有关。

②发作时在双肺可闻及散在或弥漫性、以呼气相为主的哮鸣音，呼吸相延长。

③上述症状可经治疗或自行缓解。

④除外其他疾病引起的喘息、气急、胸闷和咳嗽。

⑤临床表现不典型者应有以下三项中至少一项阳性：支气管激发试验或运动试验阳性；支气管舒张试验阳性。昼夜 PEF 变异率 ≥ 20%。

符合①~④条，或④⑤条者可诊断为支气管哮喘。

（2）咳嗽变异性哮喘诊断

①咳嗽持续大于 8 周，常在夜间和（或）凌晨发作或加重，以干咳为唯一或主要症状，通常不伴有喘息、胸闷、气急等症状。

②肺功能检查支气管激发试验阳性，或最大呼气流量昼夜变异率大于 20%。

③支气管舒张剂治疗有效。

④排除其他原因引起的慢性咳嗽。

2. 中医分型

（1）发作期

①冷哮：症见喉中哮鸣有声，胸膈满闷，咳痰稀白，面色晦滞，或伴有风寒表证，苔白滑，脉浮紧。

②热哮：症见喉中哮鸣如吼，气粗息涌，胸膈烦闷，呛咳阵作，痰黄黏稠，面赤口渴，或伴风热表证，舌质红，苔黄腻，脉滑数。

③虚哮：症见哮喘反复发作，甚者呈持续状态，咯痰无力，声低气短，动则尤甚，口唇爪甲发绀，舌质隐紫，脉细无力。

（2）缓解期

①肺虚：症见自汗，怕风，常易感冒，每因气候变化而诱发，发前喷嚏频作，鼻塞流清涕。

②脾虚：症见平素痰多，倦怠无力，食少便溏，每因饮食失当而诱发。

③肾虚：平素气息短促，动则为甚，腰酸腿软，脑转耳鸣，不耐劳累。

一、药物外治法

（一）穴位贴敷法

处方 132

白芥子、细辛、甘遂、延胡索、半夏、白芷、洋金花、炙麻黄。

【用法】将上述药物按照剂量比例 2.1∶1.5∶1.2∶3∶1∶1∶1∶1.5，研末，用姜汁调。患者于每伏第一天各贴 1 次，共 3 次。贴敷穴位：大椎、定喘（双侧）、肺俞（双侧）、膈俞（双侧）、肾俞（双侧）、天突、膻中、足三里（双侧）。依据患者耐受程度，每次贴 2~6 小时。

【适应证】支气管哮喘非急性发作期，症见发作性喘息，气短声低，喉中时有轻度哮鸣，痰液清晰，自汗怕风，常易感冒，舌质淡，苔白，脉细弱或濡，辨证为肺气虚证。

【注意事项】禁忌：哮喘持续状态或危重病患者；合并严重心肺功能不全者；合并心血管、肾、肺、造血系统等严重原发性疾病及精神疾患者；妊娠或哺乳期妇女。

【出处】《中医杂志》2015，56（15）：1311-1313.

处方 133

白芥子、延胡索、细辛、甘遂、丁香、肉桂、葶苈子、麻黄、猪牙皂。

【用法】白凡士林、生姜汁为辅料。取上述中药，分别将每种中药粉碎，过 120 目筛，然后按 2∶2∶1∶1∶1∶1∶1∶1∶1 比例混合生药粉。选用干燥生姜，去皮，粉碎后用三层纱布过滤取汁，白凡士林加热融化成液态。用时将生药粉、生姜汁、白凡士林按 11∶6∶8 比例充分混合，制成直径 1cm 重约 5g 的贴剂，固定于 5cm×5cm 大小脱敏胶布中央。农历三伏天的初伏、中伏、末伏第 1 天分别贴敷 1 次，即每 10 天贴敷 1 次。患者坐位（双手交叉伏于床边）或俯卧位，暴露背部，将制好的贴剂置于双侧定喘、肺俞、心俞、膈俞、肾俞等穴位上。贴剂在皮肤上保留 6~8 小时。

【适应证】支气管哮喘缓解期，中医辨证为肺虚证、脾虚证。

【注意事项】如果贴敷部位皮肤瘙痒明显或出现难以忍受的刺痛，可提前自行将贴剂去除。若贴敷处出现明显水疱，嘱其到门诊换药，及时将水疱内容物抽出，换药至皮损处结痂。禁忌：患有其他严重的心、脑、肝、肾等器质性疾病者；严重过敏体质者；妊娠期、哺乳期妇女。

【出处】《中华中医药杂志》2016，31（6）：2310.

处方 134

细辛、麻黄、川椒、栀子、干姜、延胡索、白芥子。

【用法】细辛、麻黄、川椒、栀子、干姜、延胡索、白芥子，比例为 1 : 1 : 1 : 2 : 2 : 3 : 3。上述药物研为细末，加入适量的姜汁、熟蜜，调匀成糊状，制成直径为 1cm，厚度为 0.2cm 的圆形药饼备用。取穴：双侧肺俞、双侧心俞、双侧膈俞、天突、大椎。贴敷方法：将制作好的药饼贴敷于穴位上，用医用胶布固定，隔日贴敷 1 次，每次 3~6 小时。连续贴敷 2 周。

【适应证】咳嗽变异性哮喘，中医辨证为寒热错杂证。主症：反复咳嗽，有痰；次症：疲倦乏力，纳差，腰膝酸软，痰黄，口干，便溏或便秘；舌脉：舌淡或红，苔黄或厚腻。主症必备，次症兼具 2 项以上，结合舌脉即可诊断。

【注意事项】局部皮肤有创伤、溃疡、感染或有较严重的皮肤病者禁用；糖尿病、血液病、发热、严重心肝肾功能障碍者慎用；贴敷期间禁食生冷、海鲜、辛辣刺激性食物；贴敷药物后注意局部防水；贴敷后局部皮肤可出现潮红、轻微红肿、小水疱、瘙痒、烧灼感等情况，为正常现象，不需特殊处理但不能搓、抓局部。

【出处】《中国社区医师》2019，35（34）：93.

处方 135

桑皮 10g，杏仁 10g，生石膏 30g，黄芩 10g。

【用法】上药共为细末、过筛，用凉开水调和制成直径为 2.5cm 的药饼 8 个，分贴于华盖、膻中、膈俞、肺俞穴，包扎固定，每次贴 4~5 小时，1 日 1 次，连贴 10 天为 1 个疗程。

【适应证】支气管哮喘，中医辨证为热哮证。

【注意事项】孕妇及哺乳期妇女禁用；皮肤溃烂者、过敏者禁用；患者体内装有心脏起搏器的禁用。一般一剂膏药最长不要贴超过 24 小时。

【出处】贾一江，庞国明，府强，等.《当代中医药外治临床大全》中国中医药出版社.

（二）穴位注射法

处方 136

痰热清注射液（成分：黄芩、熊胆粉、山羊角、金银花、连翘）。

【用法】患者取头向后悬垂仰卧位，头与胸部近似垂直，以天突穴为进针点，用 2ml 注射器抽取痰热清注射液 2ml，以 7 号针头紧贴于胸骨后平行于胸骨进针 1.0~1.2cm，回抽无回血，快速推入药液后，迅速拔针。患者取俯卧位，以定喘穴为进针点，用 2ml 注射器抽取痰热清注射液 2ml，以 7 号针头直刺或向内侧进针 0.5~0.6cm，回抽无回血。快速推入药液后，迅速拔针，每侧定喘穴各推入 1ml 药液。每天 1 次，3 次为 1 个疗程，治疗两个疗程。

【适应证】支气管哮喘急性发作期，中医辨证为热哮证。

【注意事项】对痰热清、醇类过敏或过敏体质者禁用；老年伴有肝肾功能不全者、严重肺心病伴有心衰者禁用；孕妇、24 个月以下婴幼儿禁用；有表寒证者忌用。

【出处】《时珍国医国药》2006，（09）：1754-1755.

处方 137

喘可治注射液（成分：淫羊藿、巴戟天）。

【用法】将喘可治注射液于双侧足三里穴位注射，每次 4ml，每穴各 2ml，2 次/周，共治疗 12 次。

【适应证】支气管哮喘急性发作期或缓解期，证属肾虚挟痰证。症见喘促日久，反复发作，面色苍白，腰酸肢软，畏寒，汗多；发时喘促气短，动则加重，喉有痰鸣，咳嗽，痰白清稀不畅。

【注意事项】阴虚火旺者慎用；孕妇慎用。

【出处】《北京中医药》2019，38（07）：687-690.

处方 138

卡介菌多糖核酸注射液。

【用法】将卡介菌多糖核酸注射液于双侧肺俞穴处行穴位注射，前 15 天每天 1 次，双侧肺俞穴各注射 1ml，15 天以后隔日注射 1 次，连续用药 3 个月。

【适应证】支气管哮喘急性发作期或缓解期。

【注意事项】严重过敏体质者慎用；患急性传染病（如麻疹、百日咳、肺炎等）、急性眼结膜炎、急性中耳炎及对本品有过敏史者暂不宜使用。偶见注射部位红肿、结节，热敷后 1 周内自然消退。

【出处】《针刺研究》2015，40（01）：65–69.

处方 139

自身静脉血。

【用法】抽取自身静脉血 1.0~1.5ml，选取穴位（肺俞、定喘、足三里）两侧交替进行穴位注射治疗，每个穴位注射约 0.5ml，每天 1 次，总疗程为 10 天。

【适应证】支气管哮喘急性发作期。

【出处】《深圳中西医结合杂志》2018，28（16）：165–166.

（三）气雾吸入法

处方 140

麻枝杏苏子方：麻黄 10g，桂枝 10g，杏仁 10g，苏子 5g，甘草 12g，橘红 5g。

【用法】上药加水煎两次，再浓煎，反复过滤沉淀，取药液 500ml，用超声雾化器进行口腔雾化吸入，每次雾化时间为 40 分钟。

【适应证】支气管哮喘，中医辨证为冷哮证。

【注意事项】本法有一定刺激性，常见口干、恶心等不良反应，故应中病即止。

【出处】贾一江，庞国明，府强，等.《当代中医药外治临床大全》中国中医药出版社.

（四）药物灸疗法

🥣 **处方 141**

麝香 0.3g，生姜 30g，艾绒少量。

【**用法**】让患者仰卧在床，取天突穴、气海穴放上少许麝香，而后再放上 2mm 厚生姜一片，上置艾炷，大如半粒花生米，先灸 3 壮，然后去掉生姜，仅隔麝香再用艾炷灸 4 壮，至麝香成灰炭状，共灸 7 壮。用消毒酒精棉球擦净穴位，然后让患者俯卧在床，取大椎穴、双肺俞穴、双膏肓穴用上述灸法各灸 7 壮。

【**适应证**】支气管哮喘缓解期，各证型均可使用。

【**注意事项**】灸后忌吃鱼腥水产等物，并注意预防感冒，注意休息以防哮喘发作，影响治疗效果。

【**出处**】《中医外治杂志》1999，（06）：15.

🥣 **处方 142**

陈艾绒 500g，麻黄、桂枝、肉桂、独活、羌活、乳香、没药、细辛、干姜、丁香、木香、苍术、防风、半夏曲各 15g，硫黄 30g，苏子、牙皂、乌药、陈皮、甘草、川乌、石菖蒲各 9g，麝香 1g。

【**用法**】将上药制成直径 0.6~0.8cm，高 1~1.2cm 的圆锥形艾炷，穴位行局部常规消毒，每穴注入 1% 普鲁卡因 0.5~1ml 局麻，再用大蒜汁涂布其上，然后按纯艾瘢痕灸法操作，取大椎、肺俞、膻中、天突穴艾灸，灸治时间以每年农历小暑至白露间最为适宜，其他时间也可。

【**适应证**】哮喘缓解期，各证型均可使用。

【**注意事项**】灸疮化脓期间不宜做重体力劳动，如局部污染发炎，可用消炎膏药或玉红膏涂敷。对老年、婴幼儿或虚损之体，不耐上述灸法者，可选用上穴施以非瘢痕灸或线香灸法。

【**出处**】田从豁，臧俊岐.《中国灸法集粹》辽宁科学技术出版社.

🥣 **处方 143**

生姜 1.5kg，白芥子散（炒白芥子 30%，甘遂 20%，细辛 20%，桂枝 30%）。

【用法】将生姜粉碎为小颗粒状。患者取俯卧位，对施术部位皮肤常规消毒，用长 25mm 毫针自上而下依次点刺背俞穴，针后沿膀胱经拔罐 5~10 分钟。然后把白芥子散均匀地涂在后背皮肤上，再铺厚约 1cm 的生姜末。督脉大椎穴至腰俞穴铺宽 1 寸高 5 分的长蛇形艾炷 1 条。点燃头、身、尾 3 点（可加少量乙醇助燃），让其自然燃烧，燃尽后继续铺艾炷施灸，灸 2~3 壮，一般灸 2 小时。在施灸过程中，若患者有烧灼感而难以忍受时可将压舌板放在姜末下将姜末向上抬高少许，灸后以皮肤潮红而不起水疱为度。隔日治疗 1 次，两星期为 1 个疗程，治疗 2 个疗程。

【适应证】支气管哮喘缓解期，中医辨证为肺虚证、脾虚证。

【注意事项】禁忌：孕妇哺乳期或崩漏的患者；合并糖尿病、心血管、脑血管以及肝、肾和造血系统等严重原发疾病者；装有心脏起搏器者；精神病患者及过敏体质、高热患者；局部皮肤有破损者，有出血倾向或损伤后出血不止者禁用。督灸后注意事项：饮食清淡，忌食肥甘厚腻之品，如各种肉类；忌海鲜、酒水、香菜、辣椒等发物；忌冷饮、吹空调、吹风扇等；24 小时内禁洗冷水澡，注意保暖。

【出处】《上海针灸杂志》2014，33（10）：910–912.

（五）热熨法

🥄 处方 144

石菖蒲 12g，葱白 3 根，生姜 30g，艾叶 30g，椒目 30g。

【用法】将上药捣烂炒热，装入 10cm×50cm 的布袋内，从肺俞穴处向下摩擦至膈俞部位，药冷后重新炒热，每次 20~30 分钟，早晚各 1 次，10 次为 1 个疗程。

【适应证】支气管哮喘，中医辨证为冷哮证。

【注意事项】药包不可过热，谨防烫伤皮肤。

【出处】贾一江，庞国明，府强，等.《当代中医药外治临床大全》中国中医药出版社.

（六）灌肠疗法

处方 145

麻黄 3g，白果 3g，黄芪 12g，半夏 9g，杏仁 9g，款冬花 12g，桑白皮 12g，苏子 12g，甘草 6g。

热性哮喘酌加黄芩、葶苈子等，寒性哮喘酌加桂枝、芍药等。

【用法】将上药用清水浸泡 15 分钟，水煎取汁 200ml，再用纱布过滤后用大火浓缩，再用更细纱布过滤，最后取汁 30ml，放冰箱冷藏备用，用时加热至 36℃。灌肠方法：先用肥皂水常规清洁灌肠，取侧卧位或俯卧位（依患者不同情况而定），将专用一次性肛管插入肛门 10~15cm，用针管抽取药液缓慢注入肛门，拔出肛管，嘱家属捏住肛门避免药液流出，持续 20 分钟即可。

【适应证】支气管哮喘轻度或中度急性发作。

【注意事项】灌肠过程中注意观察患者反映，若出现面色苍白、出冷汗、剧烈腹痛、脉速、心慌、气急等，立即停止灌肠并通知医生进行处理。禁忌：合并消化道出血、妊娠、严重心血管疾病等不宜灌肠。操作时尽量少暴露患者肢体，保护患者自尊心，并防止受凉。

【出处】《北京中医药》2019，38（07）：687-690.

处方 146

炙麻黄 40g，蒲公英 50g，陈皮 50g，姜半夏 40g，赤芍 50g，桔梗 50g，黄芩 50g，胆南星 30g，鱼腥草 60g，桑白皮 55g，地骨皮 50g，百部 50g，平贝 45g，甘草 30g。

【用法】将以上中药加水煎制成 100% 浓度提取液后（每毫升含生药 0.5~1g），用 100℃ 流通蒸汽灭菌 45 分钟，再加入 0.2% 的尼泊金乙酯（羟苯乙酯）作为防腐剂，分装于中空软塑医用挤压型细长颈瓶容器中，每只 20ml，封口即得。每次 20ml，每天 2 次，直肠保留灌肠。7 天为 1 个疗程。具体操作方法：将微型灌肠剂软塑球囊用恒温箱加热至 38℃，去除软塑球囊封口，戴一次性手套，令患者排空大小便，取左侧卧位，将臀部垫高约 10cm，用液状石蜡润滑软塑球囊颈部 2~3cm 及患者肛周皮肤，将塑球囊颈部缓慢插入肛门 2~3cm，将药液缓缓挤入直肠，缓慢拔出塑球囊颈部，药液保留至次日早晨，使药液吸收，利于药效发挥。

【适应证】支气管哮喘轻度或中度发作，中医辨证为热哮证。

【注意事项】灌肠过程中注意观察患者反映，若出现面色苍白、出冷汗、剧烈腹痛、脉速、心慌、气急等，立即停止灌肠并通知医生进行处理。禁忌证：合并消化道出血、妊娠、严重心血管疾病者不宜灌肠。操作时尽量少暴露患者肢体，保护患者自尊心，并防止受凉。

【出处】《中国民间疗法》2017，25（07）：29-30.

处方 147

中药颗粒剂：地龙 5g，僵蚕 5g，桔梗 5g，白前 5g，胆南星 5g，桑白皮 5g，黄芪 10g，白术 6g，蝉蜕 3g，麻黄 3g，甘草 3g。

【用法】将上述药物混合溶于 50ml 纯净水中，制成灌肠液。药液温度维持在 38~40℃。灌肠方法：用石蜡油润滑导尿管，将导尿管缓慢插入肛门 15~20cm，接注射器，将药液 50ml 缓慢注入肠道，第 1 周每天灌肠 2 次，第 2 周以后每周 2 次。

【适应证】咳嗽变异性哮喘。

【注意事项】灌肠过程中注意观察患者反应，若出现面色苍白、出冷汗、剧烈腹痛、脉速、心慌、气急等，立即停止灌肠并通知医生进行处理。禁忌：合并消化道出血、妊娠、严重心血管疾病者不宜灌肠。操作时尽量少暴露患者肢体，保护患者自尊心，并防止受凉。

【出处】《浙江中医杂志》2018，53（7）：494.

（七）中药离子导入法

处方 148

射干 10g，炙麻黄 10g，生姜 10g，紫菀 10g，款冬花 10g，紫苏子 10g，白芥子 10g，苦杏仁 10g，葶苈子 10g，细辛 3g。

【用法】仪器为超声脉冲电导治疗仪，将以上药物常规水煎煮，取药液 200ml，分 2 袋包装备用。护理人员先将患者治疗部位处的皮肤清洁干净，待其干燥；用 100ml 药液充分浸透超声脉冲电导治疗仪专用药垫，并取出内芯，分别放于泡棉止水圈内，贴于皮肤上，正极置于肺俞穴，负极置于定喘穴，将治疗仪输出电极与贴片背部连接牢固即可，电流不超过 40mA，以患者局部产生刺痛感，能耐受为宜，每次治疗持续 25 分钟，每天 1 次，治疗 2 周。

【适应证】支气管哮喘轻度、中度、重度发作期，中医辨证为冷哮证。

【注意事项】禁忌：严重过敏体质，对敷贴或电极板过敏者；治疗部位皮肤有破溃或皮肤病者；妊娠或哺乳期妇女；合并严重心、肝、肾功能不全，或患其他内、外科疾病需要紧急治疗者。

【出处】《新中医》2019，51（10）：292–295.

处方 149

蜜麻黄 2g，苦杏仁 3g，甘草 2g，生石膏 4g，紫苏子 5g，葶苈子 5g，莱菔子 5g，地龙 2g。

【用法】将上药用水煎煮，过滤后再煎煮浓缩至 10ml，加工成生药浓度为 2.8g/L 的药液。取 2 片理疗贴片各浸渍约 3ml 药液，置于双侧肺俞穴，连接离子导入治疗仪，治疗 20 分钟后取下电极片，断开电源，保留贴片 2 小时后揭下，每天 1 次。

【适应证】儿童哮喘轻度急性发作，中医辨证为热哮。

【注意事项】禁忌：哮喘合并心力衰竭、重度感染等严重并发症者；有传染病及严重心、肝、肾、造血系统等原发疾病者；对使用药物或所用电极板过敏者。

【出处】《中医儿科杂志》2019，15（5）：20.

处方 150

麻黄 15g，杏仁 20g，生石膏 60g，甘草 6g，苍耳子 20g，细辛 15g，黄芩 20g，白芍 24g，夏枯草 20g。

【用法】将上方水煎浓缩至 100ml，用 8cm×12cm 与 12cm×18cm 的绒布两块，浸透药汁，分别置于百劳、肺俞、膏肓俞穴（均双侧），并加置同样大小的两块电极板，加以固定（正极置肺俞、膏肓俞，负极置百劳）。通以 15mA 强度的直流电作离子透入，每次 20 分钟，每天 1 次，3~5 次为 1 个疗程。

【适应证】支气管哮喘急性发作期，中医辨证为热哮。

【注意事项】通电强度可根据患者敏感程度调整，小儿以 4mA 左右为宜，药量可减少一半，通电时间不要超过 20 分钟。

【出处】贾一江，庞国明，府强，等.《当代中医药外治临床大全》中国中医药出版社.

处方 151

炙甘草 6g，苏叶 10g，陈皮 10g，姜半夏 10g，桑叶 10g，茯苓 10g，浙贝母 10g，荆芥 10g，僵蚕 10g，黄芩 10g，瓜蒌 15g，鱼腥草 15g。

【用法】将上述药物水煎成药液，经离子导入法给药，每天 1 次，每次 20~30 分钟，连续治疗 2 周为 1 个疗程。

【适应证】支气管哮喘急性发作期，中医辨证为热哮。

【注意事项】禁忌：伴支气管扩张等导致的慢性咳嗽、喘息患者；伴严重心、肝、肾等脏器功能不全者；妊娠及哺乳期女性；伴血液系统、内分泌系统原发性疾病者。

【出处】《实用中西医结合临床》2018，18（11）：18-20.

（八）足浴疗法

处方 152

鱼腥草 60g，苏子 30g，五味子 20g，地龙 30g，沉香（后下）10g，鸡蛋两个。

【用法】上药与蛋同煎 30 分钟，去渣，食蛋，以汤浸洗双足，每晚 1 次，10 次为 1 个疗程。

【适应证】各型哮喘的配合治疗。

【注意事项】治疗期间需控制水温、熏洗时间，既要达到适宜的温度以助药力，又要确保安全，有条件者建议使用恒温桶设定药液温度。对处方中某些中药成分过敏者须调整方剂，或停止该项治疗。皮肤破溃者禁用。

【出处】贾一江，庞国明，府强，等.《当代中医药外治临床大全》中国中医药出版社.

二、非药物外治法

（一）针刺法

处方 153

实证：肺俞、定喘、膻中、尺泽、列缺。风寒加风池、风门，风热加大椎、曲池，痰热加曲池、丰隆，喘甚加天突。

虚证：肺俞、定喘、膏肓、肾俞、太渊、太溪。肺气虚加气海，肾气虚加阴谷、关元。

【操作】实证用毫针泻法，风寒者可合用灸法。虚证用毫针补法，定喘穴用刺络拔罐。

【适应证】哮喘急性发作期、稳定期。

【注意事项】对空腹、拒针等患者应慎重，以防发生晕针；身体极度虚弱、大汗、大出血、病情危重（急救除外）的患者不宜针灸；进针、行针时多与患者交流，细心观察患者表情变化，掌握不同患者耐受程度，留针过程中加强巡视。

【出处】王华，杜元灏.《针灸学》中国中医药出版社.

处方 154

大椎、肺俞、膻中、定喘、间使、支沟、太溪、足三里。

【操作】患者采取坐位，穴位局部常规消毒后，选用规格为 0.3mm×40mm 和 0.25mm×25mm 的毫针针刺。大椎、足三里：直刺 25~30mm；肺俞：与皮肤呈 15°角朝脊柱方向斜刺 15~25mm；定喘：与皮肤呈 15°角朝脊柱方向斜刺 15mm；膻中：向上平刺 25mm；支沟、间使：直刺 20~30mm；太溪：直刺 25mm。针刺手法：大椎、肺俞、太溪、足三里 4 穴均采用提插捻转补法，膻中、定喘、支沟、间使 4 穴均采用提插捻转泻法，留针 30 分钟以上，平均 10 分钟行针 1 次，共行针 3 次，治疗间隔 1 次。

【适应证】支气管哮喘慢性持续期，中医辨证为肺虚证、肾虚证。

【注意事项】对空腹、拒针等患者应慎重，以防发生晕针；身体极度虚弱、大汗、大出血、病情危重（急救除外）的患者不宜针灸；进针、行针时多与患者交流，细心观察患者的表情变化，掌握不同患者的耐受程度，留针过程中加强巡视。合并心、肝、肾、造血系统、内分泌系统等严重原发病、精神疾病者及妊娠、哺乳期妇女慎用。

【出处】《中国针灸》2015，35（11）：1090–1093.

处方 155

背三针：大杼、风门、肺俞。寒饮伏肺加太渊，痰热壅盛加大椎、曲池、太白，肺脾气虚加肺俞、足三里，肺肾阴虚加肾俞、关元、太溪。

【操作】毫针刺法。

【适应证】哮喘急性发作期、稳定期。

【注意事项】对空腹、拒针等患者应慎重，以防发生晕针；身体极度虚弱、大汗、大出血、病情危重（急救除外）的患者不宜针灸；进针、行针时多与患者交流，细心观察患者的表情变化，掌握不同患者的耐受程度，留针过程中加强巡视。合并心、肝、肾、造血系统、内分泌系统等严重原发病、精神疾病者及妊娠、哺乳期妇女慎用。

【出处】刘刚.《靳三针疗法》化学工业出版社.

处方 156

定喘、大椎、肺俞、风门、肾俞、脾俞、心俞、膈俞；膻中、天突、足三里、丰隆、孔最、鱼际、列缺。

【操作】患者先取俯卧位，皮肤常规消毒，取 0.30mm×40mm 毫针，针尖略向脊柱方向刺入，根据患者胖瘦，进针 25~40mm。在得气的基础上，接 G6805 电针仪，选连续波，频率 20Hz，强度以针柄轻微颤动、患者能够耐受为度，留针 25 分钟。后取仰卧位，穴取膻中、天突、足三里、丰隆、孔最、鱼际、列缺，常规针刺得气后，不通电，留针 20 分钟。每天治疗 1 次，2 周为 1 个疗程，共治疗 2 个疗程。

【适应证】支气管哮喘急性发作期。

【注意事项】每次治疗前，检查电针机输出是否正常。治疗后，须将输出调节电钮等全部退至零位，随后关闭电源，撤去导线。电针感应强，通电后会产生肌收缩，须事先告诉患者，使其思想上有所准备，配合治疗。

【出处】《中医针灸》2011，31（11）：1007–1008.

（二）耳针疗法

处方 157

平喘、下屏尖、肺、神门、皮质下。

【操作】每次取 2~3 穴，以毫针刺，用中、强刺激。

【适应证】支气管哮喘急性发作期。

【出处】刘刚.《靳三针疗法》化学工业出版社.

（三）穴位埋线疗法

处方 158

肺俞、膏肓、定喘、膻中、孔最、丰隆、中脘、脾俞、肾俞、足三里、大椎。

【操作】每次辨证选 6~8 个穴，均以兼顾肺脾肾三脏为施治前提。取胸腹部穴位时取仰卧位，取背部穴位时取俯坐位，穴位皮肤常规消毒，以 1% 普鲁卡因先在穴位处分别行浸润麻醉，造成局部约 1cm 直径的皮丘。将 000 号 1cm 医用羊肠线装入经消毒的 9 号腰穿针（针芯尖端已磨平）前端内，腹部的穴位在其局部下方向上平刺，背部的穴位向脊柱斜刺，每穴进针约 1 寸，施行捻转得气后，边推针芯边退针管，使羊肠线埋入穴位皮下，线头不得外露。消毒针孔后，外敷无菌敷料，以胶布固定 24 小时。每周治疗 1 次。

【适应证】支气管哮喘急性发作期、慢性持续期。

【注意事项】行穴位埋线疗法后，6 小时内埋线部位不能沾水，以免影响伤口愈合，引起感染。平时必须注意保暖，减少油腻食物的摄入，注意室内环境的清洁，避免粉尘等过敏源的刺激。

【出处】《广州中医药大学学报》2015，32（03）：533–535.

处方 159

选穴：寒哮者以宣肺散寒、化痰平喘为主，于寅时（凌晨 3~5 时整）序贯开穴（先开肺俞、大椎，而后风门、脾俞）；热哮者以清热宣肺、化痰定喘为主，于卯时（5~7 时整）序贯开穴（先开肺俞、定喘，而后大杼、大肠俞）。

随症配穴：以咳为主加孔最，以喘为主加鱼际，痰多者加丰隆、足三里，脾虚者加脾俞，肾虚者加肾俞，主穴加配穴共取 6~8 个穴位进行埋线治疗。

【操作】暴露取穴部位，常规消毒，将剪好的长 2cm 的 1 号医用羊肠线装入 16 号一次性埋线针内，右手持针，左手捏起穴区皮肤，使针与穴位成 45°~60° 角，迅速刺入穴位皮下，达到一定深度后，行提插行气，得气后边抵住针芯边退针，使羊肠线埋入穴位后出针，线头不得外露，用无菌输液贴贴护针孔。下肢穴位用 3 号羊肠线，用 9 号腰穿针操作。10 天至 15 天 1 次，3 次为 1 个疗程。

【适应证】支气管哮喘发作期，中医辨证为寒哮或热哮证。

【注意事项】操作前向患者做好宣教，消除患者疑虑；保证一人一针，用后按规定销毁，避免医源性交叉感染；皮肤局部有感染或溃疡、瘢痕体质及有出血倾向者均不宜埋线，女性月经期、妊娠期等生理期尽量不埋线；埋线期间忌食肥甘厚味，埋线后宜避风寒、调情志，忌烟酒、海鲜及辛辣刺激食物。

【出处】《中医外治杂志》2019，28（6）：24.

（四）针刀疗法

处方 160

第 1 组取定喘、肺俞；第 2 组取风门、肾俞，两组均取双侧穴位。

【操作】穴位表皮常规消毒后，用 2% 利多卡因 2ml 加注射用水 4ml，混合后每穴分别注入 1.5ml。局封后用小针刀快速直刺穴位，针刀尖方向斜向脊柱与表皮成 45° 角，深度 1~1.5 寸，针刀进入皮下组织作 "*" 形提插切 4 刀，然后拔出针刀，按压针刀口并用创可贴封贴针刀口。两组穴位交替选用，哮喘发作时每星期治疗 2 次，哮喘停止发作，听诊哮鸣音消失后每星期治疗 1 次，治疗 1 个月为 1 个疗程，疗程间休息 1 星期。

【适应证】哮喘急性加重期、缓解期。

【注意事项】针刀治疗后 24 小时针孔处不能热敷、按摩，防止治疗局部出现水肿或血肿；治疗后 48 小时内针孔处勿沾水，保持清洁、预防感染。

【出处】《上海针灸杂志》1996（06）：15.

（五）刺络拔罐疗法

处方 161

脾俞、肾俞、华佗夹脊穴、丰隆、肺俞、风门。

【操作】取脾俞、肾俞、华佗夹脊穴，以毫针直刺 1cm，施捻转补法。取丰隆，直刺 2cm，施捻转泻法，留针 30 分钟。取肺俞、风门，每次一对穴，以三棱剑点刺皮肤 3~4 个点，深达皮内或皮下（轻度皮内重度皮下）。然后加火罐，令出血 3~5ml 为度。1 次 1 天，12 次为 1 个疗程。间隔 2 天，开始下 1 个疗程，连续治疗 12 周。

【适应证】支气管哮喘慢性持续期。

【出处】《中国临床康复》2006，（19）：170.

（六）拔罐发泡疗法

处方 162

肺俞、中府、膻中、定喘、丰隆、足三里、气海、肾俞、脾俞、膏肓、大椎、天突、膈俞。

【操作】用闪火法拔罐，以上穴位交替使用，一般以 15~20 罐为宜，留罐 1 小时左右，起罐。取下罐后用针刺破水疱，用消毒棉花或纱布盖住出水处，第 2 天以同样的方法继续拔出水处。疗程中可见有些穴位上拔出大量黄水、冻状物、沫子、瘀血，直至拔净为止。每天拔罐 1 次，10 次为 1 个疗程。

【适应证】支气管哮喘急性发作期及慢性持续期。

【出处】《针灸临床杂志》2014，30（10）：45–47.

（七）耳穴压豆法

处方 163

肺、平喘、皮质下、下屏尖、神门、交感。

【操作】耳穴压豆选用沸水烫过的王不留行籽，置于 0.6cm×0.6cm 的胶布上，选取肺、平喘、皮质下、下屏尖、神门、交感等耳穴反应区，每次取双耳，贴 2 或 3 个耳穴反应区，指导患者适度揉、压、按、捏王不留行籽，以耳朵感到发热、酸、麻为宜。每天按压 3～5 次，每周更换 1 次王不留行籽。

【适应证】支气管哮喘慢性持续期。

【注意事项】贴压耳穴应注意防水，以免脱落；夏天易出汗，贴压耳穴不宜过多，时间不宜过长，以防胶布潮湿或皮肤感染；如对胶布过敏，可用粘合纸代之；耳廓皮肤有炎症或冻伤者不宜采用；对过度饥饿、疲劳、精神高度紧张、年老体弱者及孕妇按压宜轻，急性疼痛性病症者宜手法强刺激，习惯流产者慎用。

【出处】《河南中医》2016，36（5）：876.

（八）艾灸疗法

处方 164

肺俞、肾俞、风门、丰隆、关元。

【用法】点燃艾条，距离穴位 2~3cm 处进行悬灸，每穴灸 10 分钟，每天 1 次。

【适应证】支气管哮喘缓解期，中医辨证为肺虚证、肾虚证。

【注意事项】①施灸时应集中注意力，以免艾条移动。②注意体位、穴位的准确性：体位一方面要适合艾灸的需要，同时要注意体位舒适、自然，要根据处方找准部位、穴位，以保证艾灸的效果。③注意保暖和防暑：因施灸时要暴露部分体表部位，在冬季注意保暖，在夏天高温时要注意防中暑，同时还要注意室内温度的调节和开换气扇，及时换取新鲜空气。④注意不要在饭前空腹时和饭后立即施灸。

【出处】《中华中医药杂志》2017，32（8）：3820.

处方 165

大椎、膻中、定喘、肺俞、丰隆、肾俞。

【用法】患者取易于施术的平正体位，用圆棒蘸取龙胆紫在施灸腧穴的正确位置上做标记，取枣核大艾炷放在穴位上，可先在皮肤上涂少许凡士林，以增加黏附作用，防止艾炷脱落。放好后，用线香点燃，当艾炷燃烧过半时，所灸腧穴疼痛灼热，患者往往不能忍受，可用手轻拍穴位周围，以分散其注意力，从而减轻疼痛。一般在灸第一壮时最痛，以后便可耐受。灸满壮数后，可在灸穴上敷贴淡膏药，亦可用干敷料覆盖，每隔 1~2 天更换。灸后 5~7 天灸穴处逐渐出现无菌性化脓现象，有少量分泌物，疮面宜用盐水棉球揩净，避免感染。约 30 天后灸疮结痂脱落，局部可留有瘢痕。

【适应证】支气管哮喘缓解期，各证型均可使用。

【注意事项】化脓灸要求灸后局部溃烂化脓，这是无菌性化脓反应，脓色较淡，多为白色。灸疮如护理不当，造成继发感染，脓色可由白色转为黄绿色，并可出现疼痛及渗血等，则须用消炎药膏或玉红膏涂敷。若疮久不收口，多因免疫功能较差所致，应及时去医院治疗。

【出处】《中医研究》2014，27（12）：45-46.

🥣 处方 166

制精艾绒艾条（规格 22mm × 120mm）。取穴：肺俞和膈俞两穴水平线之间的区域或前胸部第 1 肋间隙、第 2 肋间隙自内向外至 6 寸范围内区域的热敏化腧穴。体位：选择舒适、充分暴露探查部位的体位。

【用法】热敏化腧穴探查：点燃艾条，在距离选定部位皮肤表面 3cm 左右高度手持艾条施行温和灸。当患者感受到透热（艾热从施灸部位皮肤表面直接向深部组织穿透）、扩热（以施灸点为中心向周围扩散）、传热（灸热从施灸点开始循某一方向传导）、局部不（微）热远部热（施灸部位不热或微热，而远离施灸的部位感觉甚热）、表面不（微）热深部热（施灸部位的皮肤不热或微热，而皮肤下深部组织甚至胸腹腔脏器感觉甚热）和非热觉中的一种或一种以上感觉时，即为发生腧穴热敏化现象，该探查穴点为热敏化腧穴，详细记录其位置。

腧穴热敏化艾灸治疗：操作者手持艾条，在探查到的热敏化腧穴中选取 1 个热敏化现象最为明显的穴位以色笔标记进行悬灸，每隔 2 分钟掸灰（时间不超过 10 秒）并调整艾条与皮肤距离，保持足够热度，每次治疗时间以上述区域腧穴热敏现象消失为度（下限 30 分钟，上限 90 分钟）。疗程：开始连续治疗 8 天，每天 1 次，第 1 个月内的后 22 天保证 12 次治疗，后 2 个月保证每月治疗 15 次（每天 ≤ 1 次），共治疗 3 个月。

【适应证】支气管哮喘慢性持续期。

【注意事项】妊娠或哺乳期妇女慎用；合并有心血管、肝、肾和造血系统等严重原发性疾病、精神病及影响其生存质量的严重疾病患者慎用。

【出处】《中国针灸》2011，31（11）：965–970.

（九）综合疗法

处方 167

肾俞、肺俞、脾俞。

【操作】取上述 3 穴，针刺至穴位产生得气感后，采用烧山火针刺手法。烧山火针刺手法具体操作方式：按地部、人部、天部顺序采用捻转补法，反复操作 3 次后留针于地部，留针 20 分钟。拔针后于上述 6 穴位放置艾盒，施以艾灸治疗，每周治疗 6 天，休息 1 天。

【适应证】轻、中度支气管哮喘慢性持续期。

【出处】《浙江中医药大学学报》2016，40（4）：314–316.

处方 168

双侧定喘、肺俞、脾俞、肾俞。

【操作】上述穴位依次给予低频脉冲电治疗，频率为 25~40Hz，双向方波，输出强度以患者能耐受为度，每对穴位 10 分钟，定喘穴电针灸结束后起针，予微波照射双侧定喘穴 20 分钟，连续 2 周。

【适应证】支气管哮喘急性发作期。

【注意事项】有原发免疫功能缺陷病、糖尿病、肝肾功能严重受损、肺结核、肺部肿瘤及心血管疾病的患者，精神异常、不能配合治疗者，不能接受电针灸者慎用。

【出处】《中国中医急症》2015，24（11）：2020–2022.

处方 169

耳穴：肺、神门、皮质下和交感。

【操作】（1）埋线穴位：双侧肺俞、心俞、膈俞、脾俞、肾俞、定喘、丰隆、足三里穴。耳穴压豆治疗：将王不留行籽贴敷于患者的肺、神门、皮质下和交感等耳穴反应区上。指导患者自行按压其耳穴反应区上的王不留行籽，每天按压 3~5 次，每次按压 2~3 分钟。每周更换 1 次王不留行籽，连续治疗 2~3 周。（2）穴位埋线：取背部穴时患者呈坐俯位，指压取穴后，常规消毒患者穴位处皮肤，医者戴无菌手套，将 0000 号医用羊肠线用无菌剪刀剪成 0.5~1cm 长，装入一次性穴位埋线针前端内，以 90° 角向穴位直刺，进针 1~1.5 寸，上下提插得气后，左手固定，右手推针芯后拔出针管，将羊肠线植入穴位皮肤内，线头不外露于皮肤外。按压片刻，消毒针孔，嘱患者 2~3 天内不洗澡。每 15~20 天治疗 1 次。

【适应证】轻、中度支气管哮喘慢性持续期。

【注意事项】禁忌：严重心脑血管及肝肾功能损害者，对羊肠线过敏及妇女妊娠及哺乳期等病情划分为重度、危重者。

【出处】《云南中医中药杂志》2017，38（4）：102–103.

综合评按： 中医治疗哮喘，宗丹溪"未发以扶正气为主，既发以攻邪气为急"之说，辨证施治，注重整体观念，强调未病先防，既病防变，在治疗上具有较明显的优势。与中医内治法相比，外治法治疗哮喘，也是在阴阳五行学说、经络学说等中医基础理论的指导下发展起来的。因其治法安全、疗效显著、操作方便、患者依从性好等优点而广泛为临床所采用。随着哮喘防治的研究深入，哮喘综合外治法对患者所起的作用不是简单叠加，而是几种治疗方法之间相互影响、相互作用和相互补充，共同发挥整体作用。中医外治法治疗哮喘日趋多样化，如穴位敷贴、穴位注射、针灸等均取得了较好的疗效，西医常规治疗配合中医药外治法，预期可降低哮喘的发病率，减轻家庭和社会的负担。在运用各种外治法治疗哮喘时，无论选择何种方法进行治疗，均需时时遵循中医理论的指导，分清缓急，辨证论治。同时，临床不仅可以使用单一外治法加以施治，也可以融多种外治法为一体，进行综合治疗。

第七节　支气管扩张

支气管扩张（简称支扩）是指支气管持久性扩张并伴有支气管壁的破

坏，是胸外科最常见的呼吸道慢性化脓性疾病。本病多见于儿童和青年，属中医学"咳嗽""肺痈"等范畴。

1. 临床诊断

（1）主要症状：咳嗽是支气管扩张最常见的症状，多伴有咯痰，痰液可为黏液性、黏液性脓性或脓性。合并感染时咳嗽或咳痰量明显增多，可呈黄绿色脓痰，重症患者痰量可达每天数百毫升。多伴有呼吸困难，患者有反复咯血、反复肺部感染等症状。

（2）体征：早期或干性支气管扩张症患者可无异常体征，病变重或继发感染时下胸部、背部可听到固定而持久的局限性粗湿啰音，有时可闻及哮鸣音。随着并发症如支气管肺炎、肺纤维化、胸膜增厚、肺气肿等的发生，可有相应体征。

（3）实验室检查：HRCT 显示支气管扩张的异常影像学改变，即可明确诊断为支气管扩张。纤支镜检查或局部支气管造影，可明确出血、扩张或阻塞的部位。还可经纤支镜进行局部灌洗，采取灌洗液标本进行涂片、细菌学和细胞学检查，进一步协助诊断和指导治疗。

2. 中医分型

（1）燥热伤肺证：咳嗽吐痰，痰中带血或咯血，喉痒咽痛，口干鼻燥，或有身热。舌红苔，薄黄，脉浮数。

（2）肝火犯肺证：咳嗽阵作，痰中带血或咳吐纯血，血色鲜红，胸胁胀痛，烦躁易怒，口苦。舌质红，苔薄黄，脉弦数。

（3）痰热壅肺证：咳嗽，咯痰黄稠，或痰中带血，口苦口干，胸胁隐痛。舌红，苔黄腻，脉滑数。

（4）阴虚肺热证：咳嗽痰少，痰中带血或反复咯血，血色鲜红，口干咽燥，颧红，五心烦热，潮热盗汗。舌质红，少苔，脉细数。

一、药物外治法

（一）穴位贴敷疗法

🥣 处方 170

肉桂末 3g，冰片 3g，硫黄末 6g，大蒜粉 9g。

【用法】上药研匀后以蜂蜜适量调成膏状。如无大蒜粉，可用新鲜大蒜瓣（去皮）约9g，捣碎成泥状，兑入上药末，调匀，分成2等份置于透气医用胶粘带或医用胶布中间。洗足后，敷贴双侧涌泉穴。成年男性一般贴6~8小时，成年女性贴4~6小时，儿童贴3小时后揭去。

【适应证】支气管扩张，中医辨证为痰热壅肺证。

【注意事项】用药宜结合年龄大小、性别不同施药，年龄小、女性患者药量可少一些。涌泉穴局部皮肤充血明显者，可采用隔日疗法、3日疗法，或者双足涌泉穴交替贴用咯血贴。为预防局部皮肤发红、发泡等反应，可先在足底擦少许石蜡油或其他食用油类。贴2次为1个疗程，一般使用1~2个疗程获效。

【出处】《中医针灸》2001，21（7）：409.

处方 171

白及、川牛膝、吴茱萸。

【用法】取白及、川牛膝、吴茱萸各一份，碾为细末，加蜂蜜、醋制成膏剂。贴敷药饼：取贴敷膏做成直径为1cm，厚为0.5cm的药饼。贴敷穴位：孔最和涌泉穴。操作方法：患者取舒适体位，评估贴敷处皮肤情况，询问贴敷过敏史，解释中药贴敷的作用，取得患者配合。运用同身寸取穴法，定好孔最、涌泉穴的穴位，使用酒精（75%）棉球消毒穴位处皮肤，待干，取贴敷药饼贴于穴位上，用胶带固定，交代患者注意事项，观察患者贴敷处皮肤，视患者年龄及皮肤敏感程度贴2~4小时，患者自觉贴敷处有灼热、疼、瘙痒等症状，可提前揭除。每天1次，7日为1个疗程。

【适应证】支气管扩张，中医辨证为痰热壅肺证。

【注意事项】①贴敷药物后要覆盖固定，以防敷贴脱落和药物流失。②揭除贴敷药饼后及时清除干净药渣。③若贴敷处出现刺痒难忍、灼热、疼痛时，禁止抓挠，应取下药饼，一般可自行痊愈。④贴敷时不要过分活动，以免大量出汗或药物移动、脱落。⑤注意休息，避免劳累。⑥贴敷当日不宜洗澡，避免直接吹风。⑦贴敷期间饮食宜清淡，不宜食用寒凉、过咸的食物。⑧有中药贴敷过敏史者慎用。

【出处】《中国中医药现代远程教育》2016，14（22）：110-111.

（二）穴位注射疗法

🥣 处方 172

鱼腥草注射液 10ml。

【用法】患者取仰卧位或正坐位，伸直上肢，于孔最穴处行常规消毒后，用装有 5 号短针头的 5ml 注射器抽取药液 4ml，快速垂直刺入穴位，再缓慢送针至得气，深约 1cm，回抽无血，注入药液。咯血期间，取双侧孔最穴同时注射，每天 2 次，每次每穴注入鱼腥草注射液 2ml，3 日为 1 个疗程。咯血止后，改为每天注射 1 次，剂量同上，或双侧穴位注射，或左右穴位隔日交替注射，巩固治疗 3~10 天。

【适应证】支气管扩张，中医辨证为痰热壅肺证。

【出处】《中医杂志》1997，38（5）：281-282.

🥣 处方 173

安络血 2ml。

【用法】取穴：孔最、肺俞、太溪选 2 穴，常规消毒，快速进针，捻转数次，取安络血 2ml，每穴注入 1ml，每天 1~2 次，5 次为 1 个疗程。

【适应证】支气管扩张，中医辨证为痰热壅肺证。

【出处】罗和古 .《穴位注射巧治病》中国医药科技出版社 .

🥣 处方 174

维生素 K_3 注射液 1ml。

【用法】取耳穴：肾上腺、膈、肺、神门。用维生素 K_3 注射液 1ml，在前述每个耳穴注入 0.1ml，每天注射 1 或 2 次。

【适应证】支气管扩张，中医辨证为痰热壅肺证。

【出处】罗和古 .《穴位注射巧治病》中国医药科技出版社 .

（三）中药涂擦加射频电疗

🥣 处方 175

大黄、芒硝。

【操作】将大黄、芒硝按 2∶1 的比例研面，用醋调和，涂擦在肺部炎症相对应的体表，用射频治疗仪照射 20 分钟，每天 1 次，疗程为 10 天。

【适应证】支气管扩张，中医辨证为痰热壅肺证。

【出处】《世界中西医结合杂志》2015，10（3）：357–359.

二、非药物外治法

（一）针灸疗法

　处方 176

主穴：大椎、天突、尺泽、丰隆；配穴：足三里、列缺、肺俞、肾俞。

【操作】主穴均取，酌加配穴。咯血期，进针得气后用泻法，留针 30 分钟。缓解期，施平补平泻手法，留针 15~20 分钟。隔日 1 次，10 次为 1 个疗程，疗程间隔 1~2 周。

【适应证】支气管扩张，中医辨证为痰热壅肺证、阴虚肺热证。

【出处】《浙江临床医学》2006，8（6）：594.

（二）自血疗法

　处方 177

肺俞、脾俞、丰隆、足三里。

【操作】每周 2 次，穴位选取肺俞、脾俞、丰隆、足三里 4 组，每次选取两组穴位（左右为一组），抽取静脉血 2ml。分别注于两组共 4 个穴位。

【适应证】支气管扩张稳定期，多以肺、脾、肾气虚为主。

【出处】《中国老年保健医学》2012，10（4）：86–87.

综合评按：支气管扩张属中医学"咳嗽""咯血"范畴。中医认为本病以本虚标实、虚实兼夹为病理特点，即肺脾两虚为本，外邪侵袭为标，肺脏本虚贯穿病程始末。本病初起主脏属肺，渐可累及肝脾，日久累及心肾。肺络损伤是本病的主要病机，外邪或他脏邪热再度伤络，形成病情反复发作，迁延难愈的病变趋势。西医治疗以抗感染、止咳化痰为主，到后期选择手术切除或肺移植的方法治疗，给患者带来巨大的创伤及经济负担。中医治疗在急性发作期以清热解毒、排痰止咳、凉血止血为主，在病情稳定期以健脾益气、化痰止咳为主。中医外治法通过穴位贴敷、穴位注射、针灸、中药涂擦加射频电疗、自血疗法等多种形式刺激肺经，以达到凉血止血，健脾益气的目的。中医外治法，具有用药安全有效、经济方便等优势，已成为支气管扩张的有效治疗手段，能有效减少支气管患者的咯血及反复感染。

第八节　肺源性心脏病

肺源性心脏病简称肺心病，是指由支气管－肺组织、胸廓或肺血管病变致肺血管阻力增加，产生肺动脉高压，继而右心室结构或（和）功能改变的疾病。根据起病缓急和病程长短，可分为急性和慢性，本篇重点论述慢性肺源性心脏病，属于中医学"喘证""心悸""水肿"范畴。

1. 临床诊断

根据患者有慢阻肺或慢性支气管炎、肺气肿病史，或其他胸肺疾病病史，并出现肺动脉压增高、右心室增大或右心功能不全的征象，如颈静脉怒张、$P_2 > A_2$、剑突下心脏搏动增强、肝大压痛、肝颈静脉反流征阳性、下肢水肿等，心电图、X 线胸片、超声心动图有肺动脉增宽和右心增大、肥厚的征象，可以作出诊断。

2. 中医分型

（1）急性加重期

①痰浊壅肺证：咳嗽痰多，色白黏腻或是泡沫样，短气喘息，稍劳即著，脘痞纳少，倦怠乏力，舌质偏淡，苔薄腻或浊腻，脉滑。

②痰热郁肺证：喘息气粗，烦躁，胸满，咳嗽，痰黄或白，黏稠难咯，或身热微恶寒，有汗不多，溲黄便干，口渴，舌红，舌苔黄或黄腻，脉数或滑数。

③痰蒙神窍证：神志恍惚，谵语，烦躁不安，撮空理线，表情淡漠，嗜睡，昏迷，或肢体瞤动，抽搐，咳逆，喘促，咯痰不爽，苔白腻或淡黄腻，舌质暗红或淡紫，脉细滑数。

④阳虚水泛证：面浮，下肢肿，甚则一身悉肿，腹部胀满，心悸，咳

喘，咳痰清稀，脘痞，纳差，尿少，怕冷，面唇青紫，舌胖质黯，苔白滑，脉沉细。

（2）缓解期

①肺气亏虚证：主症：喘促气短，声低懒言。次症：咳声低弱，咯痰清稀，自汗畏风。舌脉：舌淡红，苔薄白，脉弱或细数。

②肺肾两虚证：主症：呼吸浅促，声低气怯，动则尤甚。次症：咳吐白色泡沫状痰，腰膝酸软，夜尿多。舌脉：舌淡，苔薄白，脉沉细或结代。

③肺脾两虚证：主症：咳嗽，喘息，短促无力，食少便溏。次症：咯痰清稀，声低懒言，纳后腹胀。舌脉：舌淡，苔白滑，脉弱。

④脾肾两虚证：主症：食少痰多，短气息促，动则尤甚。次症：纳后脘痞，腰膝酸软。舌脉：舌淡，苔薄，脉沉细。

⑤气虚血瘀证：喘咳无力，气短难续，痰吐不爽，心悸，胸闷，口干，面色晦暗，唇甲发绀，神疲乏力，舌淡黯，脉细涩无力。

一、药物外治法

（一）穴位贴敷法

🥣 处方178

白芥子、细辛、半夏、胡椒、丁香、雄黄、肉桂、麻黄、乳香、没药、生姜汁。

【用法】每次贴药4~6小时，7天/次，每次取单侧穴位，第8天换另外一侧穴位（注：无对称穴位者如：气海、天突、关元、命门、大椎、膻中穴等则无须更换），依此类推。4次为1个疗程，共贴2个疗程。

肺气亏虚：穴位用列缺、气海、肺俞、天突穴；肺肾两虚：穴位选用肺俞、肾俞、命门、定喘；肺脾两虚：穴位选用关元、肺俞、脾俞、足三里穴；脾肾两虚：穴位选用命门、肾俞、脾俞、足三里穴；兼血瘀：穴位选用大椎、太冲、血海穴；兼痰阻：穴位选用丰隆、膻中、手三里穴。

【适应证】慢性肺源性心脏病缓解期。中医辨证为肺气亏虚证、肺肾两虚证、肺脾两虚证、脾肾两虚证。

【出处】《湖南中医药大学学报》2015，35（1）：50-52.

处方 179

平喘膏（组成：麻黄粉、干姜粉、莱菔子粉）。

【用法】准确确定穴位后，用平喘膏进行穴位贴敷，1 周 1 次。

肺气亏虚：治疗穴位包括天突、肺俞、列缺、气海；肺肾两虚：治疗穴位包括肺俞、肾俞、定喘、命门；肺脾两虚：治疗穴位包括关元、肺俞、脾俞、足三里；脾肾两虚：治疗穴位包括肾俞、脾俞、足三里、命门。

【适应证】慢性肺源性心脏病缓解期。中医辨证为肺脾肾虚证。

【出处】《中医临床研究》2019，11（18）：47-48，58.

（二）穴位注射疗法

处方 180

黄芪注射液 10ml（成分：黄芪）。

【用法】采用 5 号注射器抽取黄芪注射液 0.5ml，分别刺入患者双侧足三里，回抽无回血后注射，每天 1 次，治疗 2 周为 1 个疗程。

【适应证】慢性肺源性心脏病急性期。

【出处】《临床合理用药杂志》2012，（26）：17-18.

处方 181

生脉注射液 10ml（成分：人参、麦冬、五味子）。

【用法】内关、足三里、三阴交、心俞。每次取 2 个穴位，每个穴位交替使用。常规消毒后，在每个穴位上快速进针，得气后快速注入生脉注射液，每个穴位注入 1ml，隔日一次，15 次为 1 个疗程。

【适应证】慢性肺源性心脏病缓解期。中医辨证为气虚血瘀证。

【出处】《贵阳中医学院学报》2008，（01）：61-62.

处方 182

参脉注射液 5ml（成分：红参、麦冬）。

【用法】取足三里穴。局部皮肤常规消毒后，在穴位处注射参脉注射液 2ml。每天 1 次，双侧穴位交替操作，共治疗 3 周。

【适应证】慢性肺源性心脏病缓解期。中医辨证为肺肾气虚证。

【注意事项】易过敏体质者，患有其他可引起心力衰竭疾病者，患有严重肝、脑、肾等脏器疾病者，患有精神类疾病不能配合治疗者慎用。

【出处】《上海针灸杂志》2020，（13）：1027.

（三）中药灌肠疗法

🥣 处方 183

宣白承气汤：生石膏 30g，生大黄 9g，杏仁粉 10g，瓜蒌皮 15g。

【用法】上述药物水煎取汁 200ml，采用套管式灌肠器，在导管前端涂少许石蜡油，将导管缓缓地自患者肛门插入 15cm，再注入宣白承气汤，灌肠结束后轻轻拔出导管，擦净肛门，嘱患者至少保留 30 分钟以上再行排便。一般患者入院后每天用宣白承气汤 40ml，如患者入院前 3~4 天未大便，药量可加至 60~80ml，每 2 天 1 次。

【适应证】慢性肺源性心脏病急性期。心功能Ⅲ～Ⅳ级，伴腹胀、便秘者。

【出处】《湘南学院学报（医学版）》2011，13（02）：42-44.

🥣 处方 184

大黄炭 30g，六月雪 25g。

【用法】上述药物水煎取汁 200ml，采用套管式灌肠器，在导管前端涂少许石蜡油，将导管缓缓地自患者肛门插入 15cm，再注药液，灌肠结束后轻轻拔出导管，擦净肛门，嘱患者至少保留 30 分钟以上再行排便。7 天为 1个疗程，治疗 4 个疗程。

【适应证】慢性肺源性心脏病急性期。中医辨证为阳虚水泛证。

【出处】《医学理论与实践》2017，30（17）：2548-2550.

🥣 处方 185

白芍 30~50g，白头翁 30g，黄柏 30g，白及 30g，地榆 20g，白矾 20g，苦参 20g，柴胡 20g，枳实 15g，炙甘草 10g。

【用法】上述药物水煎取汁 200ml，药液温度控制在 37~40℃，自患者肛管插入，深度 25~35cm，采用点滴法灌肠，30 滴 / 分钟，1 次 / 天，治疗8 天。

【适应证】慢性肺源性心脏病急性加重期。中医辨证为痰热郁肺证，兼便秘患者。

【注意事项】盆底综合征、药物性便秘、习惯性便秘效果欠佳；饮食积滞加二芽（炒）；失眠多梦、烦躁不安加夜交藤、合欢皮；腹痛加延胡索、姜黄。

【出处】《实用中医内科杂志》2015，29（09）：37-39.

二、非药物外治法

（一）针刺疗法

🥣 **处方 186**

肺俞、天突、尺泽、膻中、丰隆、合谷。

【操作】患者采取坐位，穴位局部常规消毒，针法采取泻法。每天 1 次，每周 5 次，连续治疗 4 周。

【适应证】肺心病急性加重期，中医辨证为痰热壅肺证。

【出处】《中医学报》2015，30（11）：1687-1689.

（二）穴位按摩疗法

🥣 **处方 187**

肺俞、脾俞、定喘、太渊、足三里、丰隆。

【操作】痰湿蕴肺、肺气闭郁证，选穴肺俞、脾俞、定喘、太渊；兼有肺脾两虚证，选穴肺俞、脾俞、足三里等；兼有阳虚水泛证，选穴肺俞、脾俞、丰隆等。

每穴位各按摩 1~3 分钟，患者感到酸胀能忍受为止，每天 1 次，每次 15 分钟，疗程 14 天。

【适应证】肺心病急性发作期。中医辨证为痰热郁肺证、阳虚水泛证。

【注意事项】精神、认知异常和意识障碍者；呼吸衰竭需要机械通气者；入院时即有昏迷、休克、消化道出血、肺性脑病、肺栓塞、心律失常、冠心病等严重并发疾病者禁用。

【出处】《护理研究》2012，26（15）：1391-1392.

（三）艾灸疗法

🥄 处方 188

足三里。

【用法】确定穴位后手持艾条，把已燃着的艾条端对着患者的足三里，距离足三里 3cm 左右，确保患者感觉局部温热却没有灼痛感，艾灸过程中适时处理艾灰，直到患者局部皮肤出现微红的状态，每天艾灸 1 次，每次艾灸时长控制在 10~15 分钟，连续实灸 30 天。

【适应证】慢性肺源性心脏病缓解期。中医辨证为肺肾气虚证，伴胃肠功能不全者。

【注意事项】足三里的穴位一定要判断准确，可以选择横指同身寸的方法来确定：患者保持仰卧的体位，在其外膝眼直下 3 寸，距离胫骨前嵴的一横指位置。

【出处】《实用临床护理学电子杂志》2019，4（06）：44，48.

综合评按：随着人们生活方式的变化以及老龄化社会的形成，肺心病在整个人群中发病率明显增加，已经成为老年人致残和死亡的主要原因之一。既往临床多采用西药进行治疗，此种治疗方式，虽对患者的生活质量和临床指标起到了相应的改进作用，但其治疗效果却不尽人意。随着研究的深入，肺心病的中医外治疗法越来越受到人们的重视。本节所选录的中医外治法主要为穴位贴敷、穴位注射、中药灌肠、艾灸、针刺等，且研究表明，中医外治疗法有其明显的疗效优势，可增强机体防御能力而减少疾病的急性发作，同时能明显改善心肺功能，缓解症状，而且安全性好。但同时也存在一些问题，如怎样将众多中医治疗方法优化组合以发挥最大效用等，尚需在未来的研究中进一步探讨。

第九节　特发性肺间质纤维化

间质性肺疾病亦称作弥漫性实质性肺疾病，是一组主要累及肺间质和肺泡腔，导致肺泡毛细血管功能单位丧失的弥漫性肺疾病。临床主要表现为进行性加重的呼吸困难、限制性通气功能障碍伴弥散功能降低、低氧血症以及影像学上的双肺弥漫性病变。间质性肺疾病可最终发展为弥漫性肺纤维化和蜂窝肺，导致呼吸衰竭而死亡。间质性肺疾病包括 200 多种急性和慢性肺部疾病，既有临床常见病，也有临床少见病。而特发性肺纤维化（IPF）是一种慢性、进行性、纤维化性间质性肺炎，组织学和（或）胸部高分辨率 CT（HRCT）特征性表现为普通型间质性肺炎 UIP，病因不清，好发于老年人。

本病中医无对应的病名，经过近现代医家的临床观察，其主要临床表现为渐进性呼吸困难、咳嗽、咯痰、气短、乏力等症，急性加重期又会有高热、咳大量脓痰等症，加之又具有慢性病程的特点，中医内科学中"咳嗽""喘证""肺痿""虚劳"等论述较为切合肺纤维化的临床实际。结合现代医家研究本病的认识，"肺痹"和"肺痿"作为肺纤维化的中医病名得到大多数医家的一致认可，但两个病名之间尚未得到统一的认识。

临床诊断

（1）过去或现在诊断 IPF。

（2）1 个月内发生无法解释的呼吸困难加重。

（3）低氧血症加重或气体交换功能严重受损。

（4）新出现的肺泡浸润影。

（5）排除了肺感染、肺栓塞、气胸或心力衰竭等。

一、药物外治法

（一）中药贴敷疗法

处方 189

麝香、细辛、吴茱萸等适量。

【用法】上药磨粉，加黄酒调成糊状，贴敷双侧涌泉穴，用纱布覆盖、胶布固定，于第二天早晨取下，每晚贴敷 1 次，1 个月为 1 个疗程。

【适应证】肺间质纤维化。

【出处】《实用中医内科杂志》2010，24（03）：44–45.

（二）督灸疗法

处方 190

肉桂、川芎、生姜。

【用法】患者取俯卧位，充分暴露脊柱，常规消毒脊柱及两侧皮肤，从大椎穴到腰俞穴之督脉处撒上薄薄的一层督灸粉末后，铺上一层桑皮纸，然后在上面放 4cm 厚、6cm 宽的生姜泥，再于生姜泥上铺 3cm 宽、2cm 厚艾绒条施灸，共施 3 壮，每次约 2 小时，1 个月重复 1 次，3 个月为 1 个疗程。

【适应证】特发性肺间质纤维化，中医辨证为肺肾阳气虚证。

【出处】《中医研究》2010，23（08）：72-73.

（三）中药离子导入法

处方 191

紫草、红花、赤芍、丹参、皂刺、白芷、丹皮各 40g。

【用法】取紫草、红花、赤芍、丹参、皂刺、白芷、丹皮各 40g，水煎 2 遍，过滤、沉淀、浓缩，密封冷藏备用；取患者双肺背段，覆盖 velcro 啰音听诊区，先用消毒酒精擦拭皮肤，再将 2 块贴片（长方形，由大小约 8cm×10cm、厚约 0.3cm 的纤维棉制成），分别浸入药液，置于上述区域外用锡纸覆盖，然后在左右贴片上分别置正负电极板加压固定。电极板分别接 SLJ-003 经皮给药治疗仪的正、负输出极，调节主要技术参数为脉冲频率 2000Hz，脉冲电压理疗 0~150V，导药 32V，工作电流 200mA±10%，额定温度 38~42℃。理疗导药每次各 20 分钟。每天 1 次，20 天为 1 个疗程。

【适应证】特发性肺纤维化。

【出处】《中医临床研究》2011，3（16）：3-4.

处方 192

桃仁 30g，红花 30g，川芎 30g，白芥子 10g，冰片 6g。

【用法】上药加适量清水煮沸后用文火再煎煮 20 分钟，取汁 300ml，将中药煎液适量浸渍于药物衬垫（5~6 层绒布，约 10cm×5cm）上，包裹 2 个铅板电极，放置肺底 velcro 啰音最明显的相应体表位置上，用沙袋压住固定。接通离子导入仪，刺激强度以患者感觉舒适为度，一般有微弱针刺感即可。每次 20 分钟，每天 1 次。

【**适应证**】特发性肺纤维化。

【**出处**】《上海针灸杂志》2011, 30（12）：813-814.

二、非药物外治法

（一）艾灸联合针刺疗法

🥣 处方 193

少商、商阳、肺俞、膏肓。

【**用法**】刺血方法：取少商、商阳，采用三棱针点刺，每次点刺一侧，令其出血 1~2 滴，左右交替进行，隔日 1 次；艾灸双侧肺俞、膏肓俞，采用麦粒灸，每次 3 壮；每天 1 次，7 次为 1 个疗程，疗程间休息 2 天。

【**适应证**】特发性肺纤维化。

【**出处**】《针灸临床杂志》2004,（02）：13-14, 59.

（二）穴位埋线疗法

🥣 处方 194

主穴：大椎、膻中、风门、定喘、肺俞、脾俞、肾俞、足三里。咳多加孔最；喘重加鱼际；痰多加丰隆、曲池；肺虚加膈俞；脾虚加阴陵泉；肾虚配关元；血瘀加血海。

【**操作**】局部穴位用碘伏消毒，用镊子夹取 2cm 左右 PGLA 线体，放入一次性埋线针，然后左手固定穴位，右手施针，适时提插捻转，得气后缓慢退针，将线体推入穴位，用无菌小圆贴在针孔处贴敷 2 天，每 10 天埋线 1 次。

【**适应证**】特发性肺纤维化早中期。

【**出处**】《时珍国医国药》2017, 28（01）：133-135.

综合评按：肺间质纤维化是呼吸系统常见的疑难性疾病，它的发生和发展是一个复杂的过程。近年来肺间质纤维化相关药物研究进展缓慢，治疗费用较高，给患者带来了沉重的经济负担。而中医药治疗肺间质纤维化具有效果显著、不良反应少的特点，其中中医外治法在防治肺间质纤维化方面积累了丰富的经验。大量的临床实践已经证明，和常规治疗相比，中医外治法通过局部操作和用药，在改善肺间质纤维化患者症状、提高生存质量方面有一定的作用，且安全有效、经济方便，值得临床推广。

第十节　胸腔积液

胸膜是一层薄而光滑的浆膜，分为脏胸膜与壁胸膜两部分，具有分泌和吸收浆液的功能。脏胸膜与壁胸膜在肺根和肺韧带处相互移行所构成的密闭的潜在腔隙，称胸膜腔。腔内呈负压，并有少量浆液（3~15ml），在呼吸运动中起润滑作用。任何因素使胸膜腔内液体形成增多和（或）吸收减少，发生胸膜腔内液体潴留，称胸腔积液（简称胸水），临床主要表现为胸闷、气促、呼吸困难，可伴有发热、胸痛、心悸等。胸腔积液的出现多伴有基础疾病，可原发于肺、胸膜，也可见于心血管、肾脏等肺外疾病。我国4个大样本胸腔积液的综合分析显示，结核性占46.7%，恶性占28.2%。恶性胸腔积液，大多数病例可以在胸腔积液中找到恶性肿瘤细胞，如果胸腔积液伴纵隔或胸膜表面转移性结节，无论在胸腔积液中能否找到恶性肿瘤细胞，均可以诊断恶性胸腔积液。临床所见的大量胸腔积液大约40%是由恶性肿瘤引起，最常见的为肺癌、乳腺癌和淋巴瘤。

本病归属于中医"悬饮"范畴。

临床诊断

首先确定有无胸腔积液。中量以上者因症状体征明显，易于诊断。少量积液（0.3L）者症状及体征不明显，易于忽略。临床需根据胸闷、气促等症状，患侧呼吸音减弱或消失、叩诊浊音等体征，结合胸片、B超、CT等辅助检查，确定有无胸腔积液和积液量的多少，并进一步确定胸腔积液的病因。

药物外治法

贴敷法

处方 195

大枣 60g，葶苈子 60g，黄芪 90g，泽兰 30g，瓜蒌 30g，太子参 30g，附子 20g，干姜 20g，桂枝 20g，白芥子 10g，蜈蚣 8 条。

【用法】使用中药粉碎机将中药研成粉末状，过 200 目筛备用。外敷前先局部清洁胸水对应部位皮肤，然后将药物粉末用开水调制成糊状，均匀平摊于石膏棉垫上，厚度约 0.5cm，外敷面积直径比胸水部位皮肤大 2cm 左右，药膏上按照顺序依次敷盖纱布一层，塑料薄膜一层，最后用胶布固定，每天外敷 8 小时，1 天 1 次，疗程 10 天。

【适应证】恶性胸腔积液。

【出处】《中国老年学杂志》2018，38（21）：5184–5186.

处方 196

甘遂 10g，大戟 10g，芫花各 10g，甘草 6g，水蛭 12g。

【用法】五药制成膏药后贴敷穴位：肺俞、脾俞、肾俞、阴陵泉、水分、水道，贴敷时间为每天 2 次，每次 4 小时，每周 1 个疗程。

【适应证】恶性胸腔积液。

【出处】《新中医》2016，48（04）：202–205.

处方 197

黄芪、桂枝、莪术、老鹳草、冰片。

【用法】上述药物按照 1∶1∶1∶1∶0.1 的比例配伍，取抗癌消水膏约 15g，均匀纳入大小约 9cm×12cm 的无纺膏药布内，厚度约为 5mm；局部皮肤清洁消毒；将上述无纺膏药布贴于恶性积液患侧在体表的投射区域，轻压边缘，使其与患者皮肤充分贴紧，增加皮肤的水合程度，促进药物吸收。根据胸腹腔积液的分度标准，少量胸、腹腔积液贴 1 贴，中量或者大量胸、腹腔积液根据情况贴 2~4 贴，每次持续贴敷 6~8 小时，每天换药 1 次。

【适应证】恶性胸腔积液。

【出处】《中国中西医结合杂志》2018，38（04）：498-500.

综合评按： 恶性胸腔积液在中医属于"悬饮"范畴，主要病机为痰浊瘀毒聚结，三焦水道不通，饮停胸胁，治疗上以温化散结、行气利水为基本，同时顾护正气。

对于晚期肿瘤患者，恶性胸腔积液往往容易复发，因久病消耗，肿瘤恶病质，通常无法耐受反复有创的胸水穿刺或多次化疗手段，寻求创伤少而高效的方法解决恶性胸水，是临床亟待解决的问题。中药内治、外治及中药静脉制剂胸腔灌注治疗等方法已广泛运用于临床，尤其中医外治法有其独特的优势。

第十一节　肺脓肿

肺脓肿是肺组织坏死形成的脓腔。临床特征为高热、咳嗽和咳大量脓臭痰。病原体可为化脓性细菌、真菌和寄生虫等。病理改变早期为肺组织的化脓性炎症，继而发生坏死、液化，最后形成脓腔。中医称之为肺痈。

1. 临床诊断

（1）突发畏寒、高热、咳嗽，大量脓痰，伴有纳呆、乏力。

（2）白细胞总数及中性粒细胞增多。

（3）X线胸片示大片浓密阴影，中间有脓腔及液平面。应与细菌性肺炎、空洞型肺结核、支气管肺癌等病相鉴别。

2. 中医分型

（1）风热袭肺证：起病时日尚短，恶寒发热，咳嗽胸痛，呼吸不利，咯白色黏痰，痰量日多，舌苔薄黄，脉浮数而滑。

（2）热壅肺络证：热深成痈，见壮热不退，咳嗽气急，咳吐黄稠浓痰，气味腥臭，胸胁疼痛，转侧不利，烦躁不安，口干咽燥，舌质红，苔黄腻，脉洪数。

（3）热毒伤营证：火壅伤血溃脓，见咳吐大量脓痰，或如米粥，或痰血相兼，腥臭异常，胸中满痛，身热面赤，舌红苔黄，脉滑数。

（4）气阴两虚证：病至后期，身热渐退，咳嗽减轻，脓痰日少，或有胸胁隐痛、短气、自汗、盗汗、心烦、口干咽燥，舌质红，苔黄，脉细数。

药物外治法

（一）中药雾化疗法

处方 198

竹沥 20ml，鱼腥草浸液 20ml，10% 苦参液 20ml。

【用法】将药液置超声雾化器内吸入。1 次 20 分钟，1 日 2 次。

【适应证】肺脓肿痰稠量多者。

【出处】张金良.《百病中医自我疗养丛书·肺脓肿　支气管哮喘》人民卫生出版社.

处方 199

苦杏仁 15g，黄芩 15g，桔梗 20g，金银花 20g。

【用法】水煎取汁 300ml，备用，采用超声雾化器进行超声雾化吸入，每次 15 分钟，每天 2 次。

【适应证】急性肺脓肿，中医辨证为热壅肺络证。

【出处】《河北中医》2013，35（9）：1307-1308.

处方 200

苇茎 15g，薏苡仁 30g，冬瓜仁 10g，桃仁 10g，桔梗 12g，鱼腥草 15g，金银花 15g，葶苈子 15g，皂角刺 15g，白及 10g。

【用法】上药煎煮 45 分钟，浓缩药液至 60~80ml，采用超声雾化器进行超声雾化吸入，每天 2 次。

【适应证】急性肺脓肿，中医辨证为热壅肺络证。

【出处】《实用中西医结合临床》2004，4（6）：18-19.

（二）热吸法

处方 201

金银花 25g，桔梗 20g，半夏 15g，麻黄 15g，杏仁 10g，黄芩 15g。

【用法】上药共于水壶内煎沸，壶嘴近口鼻，吸入药蒸汽。

【适应证】肺脓肿，中医辨证为风热袭肺证。

【出处】贾一江，庞国明，府强，等.《当代中医药外治临床大全》中国中医药出版社.

（三）中药贴敷疗法

处方 202

大蒜 100g，芒硝 50g，大黄 200g。

【用法】将大蒜和芒硝混合，捣如泥。敷药时，下垫油纱布 2~4 层，外敷肺俞穴及胸背部的阿是穴区（湿性啰音区），1 次 2 小时，胸背轮换敷，敷毕，去掉蒜硝糊，用温开水洗净蒜汁，再将大黄研细粉，醋调成糊，敷于阿是穴区，8 小时去掉，1 天 1 次。

【适应证】肺脓肿，中医辨证为热壅肺络证。

【出处】张建德.《中医外治法集要》陕西科学技术出版社.

（四）穴位注射疗法

处方 203

鱼腥草注射液。

【用法】选肺俞、厥阴俞，每穴注射 1ml 药液，每天 1 次，7 天为 1 个疗程。

【适应证】肺脓肿，中医辨证为热壅肺络证。

【出处】贾一江，庞国明，府强，等.《当代中医药外治临床大全》中国中医药出版社.

综合评按：本病发病急，病情重，临床上以穿刺抽脓及实用抗菌药物为主，外治诸法可以辅之。如吸入法，雾化的药液可以直接进入支气管、细支气管，乃至肺泡，既有消炎作用，又有利于痰液排出。敷药于病灶区，可以促使痰液排出并能减少病灶内更多的液化，有利于病情恢复。穴位注射所用药物有较强杀菌、抑菌作用，与内服药功无二致。临床治疗本病，宜中西并举，内外同治，充分发挥外治法的协同作用。

第十二节　肺结核

肺结核是一种严重影响人民健康的慢性传染性疾病，是全球关注的公共卫生和社会问题，是我国重点防治疾病之一，近年来发病率又有升高趋势。本病发生主要由结核分枝杆菌感染引起，临床症状缺乏特异性，可表现为咳嗽、咯痰、咯血、胸痛、呼吸困难等呼吸系统症状，或者表现为发热、乏力、盗汗、食欲减退、体重减轻。育龄女性可以有月经不调或闭经。本病属中医"肺痨"范畴，中医认为本病以本虚为主，感染痨虫发病，病位在肺，治疗以补虚培元、抗痨杀虫为基本原则。

1. 临床诊断

（1）咳嗽、咯痰 3 周或以上，可伴有咯血、胸痛、呼吸困难等症状。发热（常午后低热），可伴盗汗、乏力、食欲减低、体重减轻、月经失调。结核变态反应引起的过敏表现：结节性红斑、泡性结膜炎、结核风湿症等。结核菌素皮肤试验阳性，尤其呈强阳性时，可作为临床诊断结核病的参考指征。

（2）肺结核的影像诊断：一般而言，胸部 X 线可有如下特点：多发生在肺上叶尖后段、肺下叶背段、后基底段。病变可局限也可多肺段侵犯。X 线影像可呈多态性表现（即同时呈现渗出、增殖、纤维和干酪样病变），也可伴有钙化。易合并空洞，可伴有支气管播散灶。可伴有胸腔积液、胸膜增厚与粘连。呈球形病灶时直径多在 3cm 以内，周围可有卫星病灶，内侧端可有引流支气管征。病变吸收慢（一个月以内变化较小）。

（3）肺结核的病原学诊断：痰液、支气管肺泡灌洗液、肺及支气管活检标本进行涂片或培养检查，如提示抗酸杆菌阳性或培养出结核分枝杆菌，可诊断肺结核。

2. 中医分型

（1）肺阴亏虚证：症见干咳，咳声短促，或咯少量黏痰，或痰中带血丝或血点，血色鲜红，胸部隐隐闷痛，午后手足心热，皮肤干灼，口干咽燥，或有轻微盗汗，舌边尖红苔薄，脉细或细数。

（2）阴虚火旺证：症见呛咳气急，痰少质黏，或吐稠黄痰，量多，时时咯血，血色鲜红，午后潮热，骨蒸，五心烦热，颧红，盗汗量多，口渴，心烦，失眠，性情急躁易怒，或胸胁掣痛，男子可见遗精，女子月经不调，形体日渐消瘦，舌红而干，苔薄黄或剥，脉细数。

（3）气阴耗伤证：症见咳嗽无力，气短声低，咯痰清稀色白，偶或痰中夹血，或咯血，血色淡红，午后潮热，伴有畏风，怕冷，自汗与盗汗并见，面色㿠白，颧红，纳少神疲，便溏，舌质嫩红，或舌淡有齿印，苔薄，脉细弱而数。

（4）阴阳两虚证：症见咳逆喘息少气，咯痰色白，或夹血丝，血色暗淡，潮热，自汗，盗汗，声嘶或失音，面浮肢肿，心慌，唇紫，肢冷，形寒，或见五更泄泻，口舌生糜，大肉尽脱，男子滑精、阳痿，女子经少、经闭，舌质淡或光嫩少津，脉微细而数，或虚大无力。

一、药物外治法

（一）中医定向透药疗法

🥣 处方204

沙参、黄芪各5钱，浮小麦10钱，当归4钱，柴胡3钱。

【用法】上述药物加水800ml煎成500ml。治疗时将药液倒入定向透药治疗仪。选穴脾俞、肺俞、肾俞、合谷等穴位，在选定穴位贴上电极片，正极连在右边，负极连在左边，选择导入模式，强度为25。

【适应证】肺结核盗汗症状明显者。

【注意事项】首次给患者进行治疗时应从小强度开始，避免患者产生恐惧和其他不适感，每天1次，每次25分钟。

【出处】《护理与康复》2019，18（2）：60–62.

（二）药物贴敷疗法

处方 205

干蟾皮、壁虎、乳香、没药、蜈蚣。

【用法】上述药物共粉碎，搅入市售之外科黑膏药肉内，用软猪皮废角料制成膏药备用，用时微火烘软，敷在肺俞、膻中等穴，3 天一换。

【适应证】顽固性肺结核或空洞。

【注意事项】应用时常常同时配合服用朱良春创制的"保肺丸"。

【出处】《辽宁中医杂志》2002，29（5）：254-255.

二、非药物外治法

艾灸疗法

处方 206

肺俞、身柱、关元、足三里、涌泉。

【用法】用艾绒作炷，艾炷如麦粒大，宜松软而不宜紧结。直接燃灼皮肤，一炷为一壮，每天灸三至五壮，两三个月后，体重增长，病症可能全消。

【适应证】肺结核见咳嗽、咯血、纳差、食少、乏力等症。

【注意事项】治疗肺结核，医患双方均不可过分追求速效，如果患者存在发热、盗汗或者脉搏超过 90 次/分，应采用针刺疗法，待患者体温、症状、脉搏等好转后改用灸法。艾灸时需要关注施术过程中的一些效应变化，尤其是用艾炷直接灸时，要关注火伤状态。另肺结核的末期禁灸。

【出处】《江苏中医药》2016，48（1）：5-8.

综合评按：肺结核是一种慢性传染性呼吸道疾病，属于中医肺痨范畴，多见阴虚火旺、气阴两虚、肺脾气虚之证。常见于体质虚弱人群，治疗原则以抗痨杀虫、补虚培元为主，因治疗时间较长，平时应注意加强营养，提高免疫力，用药过程中当注意顾护脾胃，以培土生金，临床中西医方法同时应用，疗效肯定。应用中医药治疗可以减轻西药副作用、减少结核耐药、促进结核痊愈。目前中医药治疗以内服药物为主，然有不少外治法对于结核治疗有较好的辅助作用，目前肺结核中医外治法的治疗主要集中在肺结核的伴随症状改善方面，如对于阴虚火旺的盗汗、咯血者可给予中医定向透药疗法、药物贴敷疗法治疗，以滋阴降火、止血敛汗；食欲不佳给予艾灸治疗以补虚培元、健脾益气；阴虚明显时可给予针刺疗法。外治法当中，尤以灸法得到古今医家的认可及重视，临床对于改善体弱纳差、乏力盗汗等症疗效确切，常常能收到饮食增加、体重增长的佳效。如明清时期，医家龚居中所著《红炉点雪》中记载了痨瘵的主证、兼证及其治则，并阐述了运用"痰火灸法"治疗痨瘵，指出"凡痰火骨蒸痨瘵，梦遗盗汗传尸等症，宜灸四花六穴，膏肓二穴，肾俞二穴……但得穴真，无不验也。"

《当代中医外治临床丛书》
参编单位

（排名不分先后）

总主编单位

河南大学中医药研究院　　　　　　　中华中医药学会慢病管理分会

开封市中医院　　　　　　　　　　　海南省中医院

北京中医药大学深圳医院

副总主编单位（排名不分先后）

北京中医药大学　　　　　　　　　　南京中医药大学

山东中医药大学　　　　　　　　　　河南大学中医院

黑龙江中医药大学　　　　　　　　　辽宁中医药大学

四川省第二中医医院　　　　　　　　浙江省义乌市中医医院

南阳理工学院张仲景国医国药学院　　湖北省英山县人民医院

河南省中医糖尿病医院　　　　　　　江西省高安市中医院

河南省长垣中西医结合医院　　　　　甘肃省兰州市中医医院

甘肃省兰州市西固区中医院　　　　　河南省开封市儿童医院

河北省馆陶县中医院　　　　　　　　湖北省咸宁市中医院

湖北省武穴市中医院　　　　　　　　中日友好医院

编委单位（排名不分先后）

河南省中医院　　　　　　　　　　　河南省开封市第五人民医院

南阳理工学院张仲景国医国药学院　　河南省郑州市中医院

开封市中医糖尿病医院　　　　　　　河南省项城市中医院

广东省深圳市妇幼保健院　　　　　　河南省荥阳市中医院

山东省聊城市中医院

中国人民解放军陆军第 83 集团军医院

甘肃省兰州市西固区中医院

成都中医药大学

江苏省扬州市中医院

江苏省盐城市中医院

江苏省镇江市中医院

河北省石家庄市中医院

河南省三门峡市中医院

河南省三门峡市颐享糖尿病研究所

河南省安阳市中西医结合医院

河南省林州市人民医院

广州中医药大学顺德医院附属均安医院

河南省南阳市中医院

河南省南阳名仁医院

河南省骨科医院

河南省濮阳市中医院

四川省南部县中医院

贵州省福泉市中医院

浙江省义乌市中医医院

海南省三亚市中医院

黑龙江省安达市中医医院

湖北省天门市中医医院

湖北省老河口市中医医院

深圳市罗湖区中医院